Michael Klein, Rebecca Eschweiler, Nicole Kemper, Katharina Lich & Felix Winter-Wilms

VIKTOR „Gemeinsam. Stark."

Ein männerspezifisches Gruppenprogramm zur Reduktion von Einsamkeits- und Alkoholproblemen

Michael Klein, Rebecca Eschweiler, Nicole Kemper,
Katharina Lich & Felix Winter-Wilms

VIKTOR
„Gemeinsam. Stark."

Ein männerspezifisches Gruppenprogramm zur Reduktion von Einsamkeits- und Alkoholproblemen

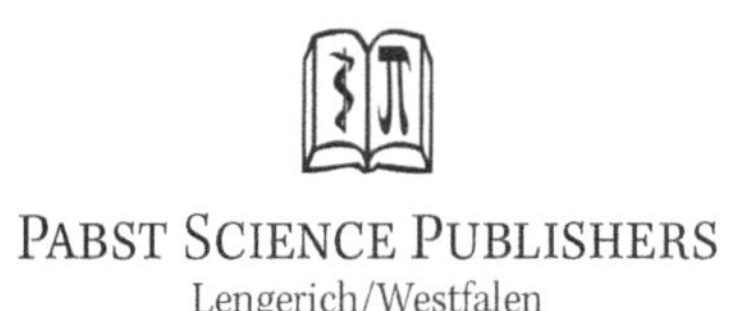

PABST SCIENCE PUBLISHERS
Lengerich/Westfalen

Bibliografische Information der Deutschen Bibliothek
Die Deutsche Bibliothek verzeichnet diese Publikation in der Deutschen Nationalbibliografie; detaillierte bibliografische Daten sind im Internet über http://dnb.ddb.de abrufbar.

Das diesem Handbuch zugrundeliegende Vorhaben wurde mit Mitteln des Landes NRW zur Förderung „Aktionsplan gegen Sucht“ unter dem Förderkennzeichen 24.04.01 .-VIKTOR gefördert. Die Verantwortung für den Inhalt dieser Veröffentlichung liegt beim Herausgeber.

VIKTOR „Gemeinsam. Stark.“
Ein männerspezifisches Sucht- und Einsamkeitsbewältigungsprogramm

Kontakt: Katholische Hochschule Nordrhein-Westfalen
Deutsches Institut für Sucht- und Präventionsforschung (DISuP)
Wörthstraße 10
50668 Köln

Verantwortlich: Prof. Dr. Michael Klein
Deutsches Institut für Sucht- und Präventionsforschung (DISuP)
Katholische Hochschule Nordrhein-Westfalen
Wörthstraße 10
50668 Köln

Texte und Layout: Michael Klein, Rebecca Eschweiler, Nicole Kemper, Katharina Lich, Felix Winter-Wilms

www.pabst-publishers.com
pabst@pabst-publishers.com

Print: ISBN 978-3-95853-852-8
eBook: ISBN 978-3-95853-853-5

Titelbild: © diego cervo – stock.adobe.com #49249610

Druck: Printed in the EU by Booksfactory

Danksagung

Zur Veröffentlichung unseres VIKTOR Handbuchs und der darin enthaltenen Intervention möchten wir uns bei allen Unterstützern bedanken. Hierunter fallen vor allem die folgenden Kooperationsstellen, die für unser Projekt die VIKTOR- Intervention bei sich vor Ort durchgeführt haben und für eine erfolgreiche Evaluation der Wirksamkeit und Handhabung von VIKTOR gesorgt haben.

AWO Sucht- und Drogenberatungsstelle Kreis Coesfeld, Lioba Krüger-Rosenke und Ronja Gattinger

Caritasverband Moers-Xanten e.V., Claudia Frank und Florian Nick

Caritas Suchtkrankenhilfe Rheinbach, Andreas Kölsch

Diakonisches Werk im Evangelischen Kirchenkreis Tecklenburg e.V., Alena Große-Honebrink und Holger Müller

Diakonisches Werk Mönchengladbach e.V., Dirk Goedeking und Ulrike Kraus

Diakonie Münster, Franz-Josef Wille und Marion Lischka

Diakonisches Werk Sieg und Rhein, Christian Weber und Hans-Joachim Fischer vom Gesundheitsamt Rhein-Sieg-Kreis.

Im Rahmen des Vernetzungsmodells sind wir sehr glücklich darüber, dass sich so viele Kooperationsstellen motiviert gezeigt haben und bei sich im Umkreis für passende Teilnehmer für VIKTOR geworben haben. Hierbei hat sich ein regelmäßiger interessierter und wertvoller Austausch zwischen allen Mitwirkenden entwickelt, der der Entwicklung dieses Handbuchs zu großem Maße geholfen hat. Ein besonderer Dank gilt auch allen Gruppenteilnehmern für das uns entgegengebrachte Vertrauen.

Zudem möchten wir uns bei den zahlreichen Experten und Expertinnen und Betroffenen der Fokusgruppen bedanken, die wir zu Beginn zur Implementierung des Projekts befragen durften und die mit wertvollen Inhalten und Hinweisen den Grundstein für dieses Handbuch legten. Namentlich nennen dürfen wir hierbei Harald Baruschke, Andres Böggering, Sandra Brünner, Dr. med. Dieter Geyer, Eva Heinen, Dr. Ahmad Khatib, Ulrike Kittels, Dr. Silke Kuhn, Jutta Künzel im Namen von Dr. Barbara Braun, Dr. med. Bodo Lieb, Günter K. Mainusch, Robert Mayer-Steinkamp, Jens Rannenberg, Dr. Gerd Reifferscheid, Br. Prof. Dr. Peter Schiffer, Dr. Arnulf Vosshagen, Jonas Wenger und Dr. Dirk K. Wolter.

Im Rahmen der Pilotierung haben wir die VIKTOR-Intervention zudem mit einigen interessierten Betroffenen ausprobieren dürfen. Auch ihnen gebührt ein großer Dank dafür, dass VIKTOR Form annehmen konnte. Dank gilt auch dem Zentrum für Forschungsförderung und Weiterbildung (ZFW) der Katholischen Hochschule NRW in Köln, das die Projektdurchführung von VIKTOR über den Projektzeitlauf begleitet hat. Zuletzt geht ein großer Dank an das Ministerium für Arbeit, Gesundheit und Soziales (MAGS) des Landes NRW für die Förderung des Projekts im Rahmen des „Aktionsplans gegen Sucht“.

Inhaltsverzeichnis

Abkürzungsverzeichnis

AB	Arbeitsblatt
D	Diskussion
GL	Gruppenleitung
I	Information für die Teilnehmenden
PME	Progressive Muskelentspannung
TN	Teilnehmer
Ü	Übung
V	Vortrag der Gruppenleitung

Einführung

Das Programm „VIKTOR“ beschäftigt sich mit einer besonderen Gruppe von Menschen, die im Gesundheitssystem noch immer schwer erreichbar ist. Durch das Altern der Baby-Boom-Generation sowie durch medizinische Fortschritte wird die Zahl älterer Menschen stetig steigen. Einsamkeit im Alter ist dabei ein zunehmendes Problem. Auch der Konsum von Alkohol bei älteren Menschen ist häufig und bleibt zu oft unbehandelt. Erste Schritte zur Aufklärung wurden getätigt, weiterhin bedarf es aber zugeschnittener Interventionsmaßnahmen. Hilfe suchen sich hierbei vermehrt Frauen, ob im Freundes- oder Verwandtenkreis oder professionell, sodass ältere alkoholkranke Männer in Dunkelziffern untergehen und im Hilfesystem unsichtbar bleiben. Die Gruppenintervention „VIKTOR“ richtet sich an Männer über 55 Jahren, die sich einsam fühlen und ihren Alkoholkonsum reduzieren oder ganz aufgeben möchten. VIKTOR behandelt in 10 modularisierten, ca. 90-minütigen Sitzungen interaktiv die Bereiche Einsamkeit und Alkoholkonsum, woraus diese entstanden sind und wie man sie wiederum eindämmen kann. Ziele des Programms sind, niedrigschwellig und ökonomisch soziale Teilhabe zu fördern und Einsamkeit zu reduzieren, sowie die Auseinandersetzung mit dem eigenen Alkoholkonsummuster und die Reduktion anzustoßen.

Das vorliegende Handbuch „VIKTOR – Gemeinsam. Stark. – Ein männerspezifisches Gruppenprogramm zur Reduktion von Einsamkeits- und Alkoholproblemen“ ist ein Unterstützungsangebot für die Arbeit als Gruppenleitung (GL). Dies kann im Bereich der Sucht- oder Altenhilfe, aber auch in der Suchtselbsthilfe geschehen. Das Handbuch leitet Sie durch die 10 Module, die auf die Arbeit mit Gruppen von einer Größe von 4-8 Teilnehmern (TN) zugeschnitten ist. Als Gruppenleitung sollten Sie berufliche Vorkenntnisse aus den Bereichen Suchtarbeit, Soziale Arbeit, Psychologie, Altenpflege, Krankenpflege oder verwandten Feldern mitbringen. Außerdem sollten Sie über praktische Kenntnisse in der Arbeit mit suchtkranken und älteren Menschen verfügen sowie Erfahrung und Freude im Leiten von Gruppen haben.

Lange wurden **Alkoholerkrankungen** als eine Auffälligkeit der jüngeren bis mittelalten Bevölkerung wahrgenommen, während sich das Problem im Alter aufgrund der hohen Mortalität unter Suchtkranken als sich selbst lösend angesehen wurde. Dies stellt sich immer mehr als ein Irrtum heraus. In Deutschland wird die Anzahl des riskanten Alkoholkonsums bei Personen über 60 Jahren auf über 2 Millionen geschätzt, der alkoholabhängigen Personen auf 400.000 (Lieb et al., 2008; Weyerer & Schäufele, 2017). Es wird jedoch von einer großen Dunkelziffer ausgegangen, sodass die Zahlen vermutlich höher liegen (Bode, M. & Haupt, M., 1998; Patterson & Jeste, 1999). Neuere Daten aus dem Jahr 2020 zeigen, dass alkoholbezogene Störungen im Vergleich zu anderen substanzbezogenen Störungen vor allem ältere Konsumenten betreffen. Das Durchschnittsalter liegt hier bei 46 Jahren im ambulanten und 47 Jahre im stationären Setting, zusätzlich sind nur 11 – 15 % der Betroffenen jünger als 30 Jahre. Fast jeder zweite Betroffene ist bereits über 50 Jahre alt. Zudem zeigt sich seit 2017 bis zum Jahr 2020 eine leichte Steigung des Alters in suchtbezogenen Betreuungen und Behandlungen, was darauf hinweist, dass altersspezifische Behandlungen ausgebaut werden sollten (Schwarzkopf et al., 2021). Auch die Menge des Alkoholkonsums in Altenheimen ist auffällig hoch. Hier wird bereits bei 17,2 % der Männer sowie 2,6 % der Frauen bei Eintritt ins Heim eine alkoholbezogene Störung diagnostiziert (Weyerer & Schäufele, 2017). Menninger (2002) beschreibt ebenfalls, dass 18 % der Bewohner in Pflegeheimen einen Alkoholmissbrauch oder eine Abhängigkeit aufweisen. Zur gleichen Zeit sind Ältere mit einem problematischen Konsum trotz der hohen Betroffenenzahl in ambulanten sowie stationären Suchthilfeeinrichtungen unverkennbar unterrepräsentiert (Ross, 2005). Anscheinend findet ein Großteil der über 60-Jährigen mit alkoholbezogenen Störungen nicht in das Sucht- und Behandlungssystem in Deutschland, sodass im Jahre 2004 laut der deutschen Suchthilfestatistik nur 10.982 Personen über 60 Jahre (das entspricht 4,4% der betreuten Personen) selbst eine Fachberatungsstelle für Suchtkranke aufsuchten (Lieb et al., 2008). Auch wenn sich der Anteil der Hilfesuchenden mit alkoholbezogenen Störungen seit 2017 leicht erhöhte, finden die älteren Betroffenen noch zu selten den Weg in das Hilfesystem (Schwarzkopf et al., 2021).

Man unterscheidet bei Betroffenen zwischen **zwei Gruppen**, „early-onset alcoholism" (EOA) und „late-onset alcoholism" (LOA) (Bode, M. & Haupt, M., 1998; Lieb et al., 2008). Menschen, die bereits in jüngeren Jahren übermäßig Alkohol konsumieren (EOA), werden auch „Überlebende" genannt, die ein Leben mit problematischem Trinken überstehen und ihren Konsum im Alter fortführen. Sie weisen oft Zyklen des exzessiven Trinkens, des reduzierten Trinkens und der Abstinenz auf. Die Prävalenz der Alkoholkranken im Alter, welche zu den EOA zählen, liegt bei etwa 66 – 70%. Oft zeigen diese bereits einen familiären Hintergrund des Trinkens (Lieb et al., 2008) und eine Anzahl von medizinischen Problemen, wie Leberzirrhose, organische Hirnschädigungen oder psychiatrische Probleme, die sie durch den Großteil ihres erwachsenen Lebens begleiteten (Christie et al., 2013).

Beginnt das Trinken erst im höheren Alter (LOA), ist dies oft auf altersbedingte, situative Stressoren zurückzuführen. Durch den Verlust von Partnern und Angehörigen, Freunden und Kollegen, des Jobs und der Routine, sowie der körperlichen Fähigkeiten und Selbstständigkeit, finden sich ältere Menschen oft einsam und mit vermindertem Selbstwertgefühl wieder (Bode, M. & Haupt, M., 1998). Es handelt sich dann um reaktive Problembewältigungsversuche. Meist fehlt es an geeigneten Copingmechanismen.

Alkohol im Alter birgt viele Gefahren, da der alternde Körper sich verändert und sensibler gegenüber Alkoholauswirkungen wird. Wenn Menschen so weiter trinken, wie sie es noch in jüngeren Jahren taten, kann schnell eine Abhängigkeit entstehen. Der alternde Körper leidet aufgrund des verringerten fettfreien Körperanteils und geringerer Flüssigkeit im Körper besonders unter übermäßigem Alkoholkonsum. Ältere weisen daher schon bei einem geringen Konsumlevel einen schlechteren körperlichen sowie emotionalen Zustand auf und zeigen mehr Probleme in der Alltagsbewältigung (Blow & Barry, 2000). Durch die übermäßige Einnahme von Alkohol, vergrößert sich die bereits bestehende erhöhte Gefahr für Ältere, zu stürzen und sich Frakturen zuzuziehen, an Diabetes mellitus, gastrointestinalen Erkrankungen und Leberschädigungen, Gicht, Schlaflosigkeit oder Bluthochdruck zu erkranken sowie vermehrt kognitive oder dementielle Einschränkungen zu erleben (Christie et al., 2013; A. Kuerbis et al., 2014; Weyerer & Schäufele, 2017; Wolter, 2011). Hirnschädigungen, wie metabolische, nutritive und vaskuläre Schädigungen können die Folgen sein (Wolter, 2011, S. 153). Häufig suchen Betroffene den Arzt erst wegen dieser Folgeerkrankungen auf (Bode, M. & Haupt, M., 1998).

46% der Menschen, die an alkoholbezogenen Störungen leiden, leben alleine und sind besonders stark möglichen **Einsamkeitsproblemen** ausgesetzt (Schwarzkopf et al., 2021). Wenn Menschen altern, erleben sie immer mehr subjektive Einsamkeit. 11 bis 30 % der Menschen im mittleren Alter und 40 bis 50 % der über 80-Jährigen fühlen sich „manchmal" bis „oft" einsam (Klein et al., 2020). Ältere Menschen finden sich zudem immer mehr in Situationen wieder, die zu Einsamkeit beitragen. Risikofaktoren, wie das Versterben Angehöriger oder von Freunden, sowie der Verlust der Mobilität und Unabhängigkeit führen dazu, dass sich soziale Kontakte oft reduzieren und die Pflege früherer Kontakte nicht mehr möglich ist. Der Eintritt ins Rentenalter bedeutet außerdem finanzielle Einbußen, welche zusätzlichen Stress im Alter verursachen. Als Ablenkung oder Beruhigung, sowie auch aus Langeweile (Christie et al., 2013) greifen viele ältere Menschen zum Alkohol (A. Kuerbis et al., 2014; Ross, 2005).

Aus welchen Gründen trinken Menschen im Alter? Tatsächlich trinken 49 % der älteren Alkoholkonsumenten aus Gründen eines negativen Affekts, wie Angst, Depression, Langeweile und Stress (Christie et al., 2013). Die Stärke der depressiven Symptome scheint besonders ausgeprägt bei stark konsumierenden Älteren zu sein. Vermutlich besteht hier eine **gegenseitige Verstärkung** des Alkoholkonsums und der depressiven Symptome, welche entweder als Auslöser oder als Resultat des Trinkens bestehen können (Stankov et al., 2019). Alkoholkonsum sowie auch Einsamkeit bergen wiederum ein hohes Risiko für Depression (Blow & Barry, 2000; Cummings et al., 2006; A. Kuerbis et al., 2014; Ross, 2005; Weyerer & Schäufele, 2017).

Ältere Männer zeigen einen höheren riskanten Konsum und geringere Abstinenzraten (Weyerer & Schäufele, 2017), während ältere Frauen dazu neigen, generell weniger, sowie weniger hochprozentigen Alkohol zu trinken (Menninger, 2002). Es wird deutlich, dass das männliche Geschlecht im Alter deutlich höhere Prävalenzen problematischen Alkoholkonsums aufzeigt (Blow & Barry, 2000; Christie et al., 2013; A. Kuerbis et al., 2014; Lange et al., 2017; León-Muñoz et al., 2015; Lieb et al., 2008; Menninger, 2002; Stankov et al., 2019) und Alkohol länger im Übermaß konsumiert wird als bei weiblichen älteren Personen (Christie et al., 2013). 70 – 74 % der Menschen, die an einer alkoholbezogenen Störung leiden, sind dementsprechend männlich (Schwarzkopf et al., 2021).

Die Zielgruppe von VIKTOR, also Ältere, die im Umbruch ihres Lebens im späteren Erwachsenenalter stehen, scheinen ein erhöhtes Risiko zu haben, vermehrt Alkohol zu trinken (A. Kuerbis et al., 2014; Lange et al., 2017). Zusätzlich besteht eine hohe Prävalenz unter den 50 – 64-Jährigen, eine Altersgruppe, die in den nächsten Jahren deutlich wachsen wird (Choi et al., 2014). Männer stellen hierbei eine besondere

Risikogruppe dar, für die eine besondere Fokussierung hinsichtlich Prävention und Hilfen nötig ist.
Um das Wohlbefinden und die Lebensqualität im Alter zu fördern, sind die Verminderung von Einsamkeit und riskantem Alkoholkonsum essentiell. Die Gruppenintervention VIKTOR bietet einen ersten Austausch mit Männern in gleicher Situation, dadurch erste Kontaktmöglichkeiten und den Anstoß, gemeinsam das Konsumverhalten zu verringern. Informationsvermittlungen und das Einbringen von eigenen Erfahrungen sorgen für ein kohärentes Verständnis der eigenen Situation. Somit konzentrieren sich die einzelnen Gruppensitzungen auf Übungen, auf die Reflektion des eigenen Verhaltens, auf überschaubare Verhaltensveränderungen und immer wieder auf Anregungen durch Gleichgesinnte, indem der Austausch in der Gruppe in den Mittelpunkt gerückt wird.

Das Handbuch wurde in Zusammenarbeit mit Suchtberatungsstellen im Raum Nordrhein-Westfalen im Rahmen des Forschungsprojektes VIKTOR erprobt und durch viele Betroffene evaluiert. Mit Hilfe der Rückmeldungen von Anwendern und Teilnehmern wurde das Programm auf den aktuellen vorliegenden Stand gebracht. Die Erprobung im Rahmen des Forschungsprojekts hat gezeigt, dass das Programm von den Teilnehmern gut angenommen wird und nach Programmende ein Rückgang von Einsamkeit und Alkoholkonsum festzustellen ist.
Wir wünschen Ihnen als Gruppenleiterinnen und Gruppenleiter viel Erfolg und vor allem Spaß mit „VIKTOR – Gemeinsam. Stark. – Ein männerspezifisches Gruppenprogramm zur Reduktion von Einsamkeits- und Alkoholproblemen".

Das Forschungsvorhaben VIKTOR wurde mit Mitteln des Landes NRW zur Förderung „Aktionsplan gegen Sucht“ gefördert.

Gefördert vom

Ministerium für Arbeit, Gesundheit und Soziales des Landes Nordrhein-Westfalen

Das Handbuch

Anhand des Handbuchs geben wir Ihnen einen Leitfaden und ein hilfreiches Handwerkszeug für die Durchführung von „VIKTOR – Gemeinsam. Stark. – Ein männerspezifisches Gruppenprogramm zur Reduktion von Einsamkeits- und Alkoholproblemen".

Aufbau des Handbuchs

Das Programm besteht aus 10 Sitzungen, die üblicherweise in zehn aufeinanderfolgenden Wochen durchgeführt werden. Die Beschreibung jeder einzelnen Sitzung ist zur besseren Lesbarkeit in der Regel so, dass Sie immer nur weiter- und nicht zurückblättern müssen. Die Erfahrung hat gezeigt, dass abhängig von der Gruppe nicht immer alle Modulinhalte durchgeführt werden können, sodass am Anfang eines jeden Moduls Hinweise zur Priorisierung der einzelnen Übungen zu finden ist. Sie können die VIKTOR-Intervention auch auf mehr als 10 Sitzungen ausweiten und sich somit noch mehr Zeit für den Austausch und aktuelle Themen der Teilnehmer (TN) nehmen. Am Ende der Module finden Sie wiederkehrend Entspannungs- oder Achtsamkeitsübungen, die die TN an neue Strategien der Emotionsregulation heranführen sollen.

Im Programm werden schwerpunktmäßig folgende Themen behandelt:

- Sitzungen 1 bis 3 – Kennenlernen, Psychoedukation zu Einsamkeit und Alkoholkonsum
- Sitzungen 4 bis 6 – Gesunder Umgang mit Krisen und Gedanken
- Sitzungen 7 und 8 – Beziehungserfahrungen in Vergangenheit und Gegenwart
- Sitzungen 9 und 10 – Zukunftsperspektiven

Aufbau der Sitzungen

Zu Beginn jeder Sitzung werden die Ziele und Inhalte erläutert. Danach wird eine Stundenübersicht gegeben sowie das benötigte Material aufgelistet. Ggf. folgt dann eine Seite mit Hinweisen für die Gruppenleitung (GL), die beispielsweise

Anmerkungen zu typischen Herausforderungen der jeweiligen Sitzung und Reaktionsmöglichkeiten der GL beinhaltet. In einigen Kapiteln finden Sie zusätzlich Tipps für weiterführende Literatur, die Sie als GL noch mehr mit den zugrundeliegenden Konzepten der Sitzungen vertraut macht und wertvolles Hintergrundwissen liefert.

Zu Beginn eines jeden Moduls finden Sie einen Kasten, indem die Priorisierung der Modulinhalte wiedergegeben wird. Aufbauend auf Ihrer Erfahrung mit den TN können Sie demnach entscheiden, ob die Sitzungen eher mit mehr oder weniger Inhalten ausgeschmückt werden können. Wichtige und essentielle Inhalte sollten immer bearbeitet werden. Die Sitzungen sind so aufgebaut, dass zuerst ein Rückblick auf die vorausgehende Sitzung erfolgt und danach das aktuelle Thema bearbeitet wird sowie eine ergänzende Übung für die Zeit bis zur nächsten Sitzung mitgegeben wird. Am Ende werden stets eine Entspannungs- oder Achtsamkeitsübung und ein Blitzlicht durchgeführt. In der Beschreibung der Übungen werden neben dem Ablauf bei Bedarf zusätzliche Tipps, z. B. zu Rahmenbedingungen, Übungsvarianten oder spezifischen Besonderheiten der Zielgruppe aufgeführt. Gelegentlich werden auch Ideen für die inhaltliche und didaktische Ausgestaltung gegeben. Wenn in einer Übungsbeschreibung auf Arbeitsblätter (Texte, Antwortblätter) verwiesen wird, dann finden Sie diese direkt hinter der Übungsbeschreibung. In der vorliegenden Fassung dieses Handbuchs wird ergänzend im Internet zum kostenfreien Download ein Präsentations-Foliensatz mit Material für einige Übungen und Kopiervorlagen für die pro Sitzung benötigten Arbeitsblätter zur Verfügung gestellt. Um Ihnen die Arbeit zu erleichtern, finden Sie bei der Erläuterung des Ablaufs der Übungen Formulierungshilfen. Diese sind durch Anführungszeichen kenntlich gemacht. Dies ist als Hilfe gedacht – Sie können jedoch selber entscheiden, ob Sie diese benutzen wollen oder sich lieber mit Ihren eigenen Worten ausdrücken möchten. Für diesen Fall sind die wichtigsten Stichwörter oder Formulierungen fett gedruckt, so dass sie auch bei freier Rede schnell erkannt werden können.

Praktische Umsetzung

Das Handbuch dient Ihnen als Unterstützungshilfe zur Erweiterung der Kompetenzen der TN. Bei jedem Kurs müssen die Zusammensetzung der Gruppe und die individuellen Bedürfnisse sowie Wünsche der TN gezielt beachtet werden.

In der Erprobung von VIKTOR hat sich herausgestellt, dass die Entspannungs- und Achtsamkeitsübungen einen runden Abschluss für jede Sitzung bieten und von TN und GL als sehr positiv bewertet wurden. Je nach Gruppengröße und Redebedarf der TN kann es dazu kommen, dass verschiedene Teile einer Sitzung ausgelassen werden müssen, wenn Sie sich an die 90 Minuten Zeitvorgabe halten möchten. Eine Priorisierung der Inhalte finden Sie im Kasten am unteren Ende der jeweiligen Übersichtsseite einer Sitzung. Versuchen Sie sich ggf. mit der Gruppe abzustimmen, wie Sie Ihre Zeit am besten einteilen können, um die Entspannungs- und Achtsamkeitsübungen durchführen zu können. Sie haben die Möglichkeit, innerhalb der jeweiligen Sitzungen die Reihenfolge der Übungen zu ändern, zwischen Alternativen zu wählen oder wählen zu lassen, oder auch eine Übung zu überspringen. Die Reihenfolge der Sitzungen 1 -10 sollte jedoch beibehalten werden, denn diese hat sich so als wirksame Intervention zur Verbesserung der Kompetenzen der TN bewährt.

Und schließlich noch einige konkrete Hinweise:

Kosten und benötigtes Material

Als GL benötigen Sie für jede Sitzung ggf. Materialien wie Poster/Präsentationsfolien, Arbeitsblätter für die TN, Moderationskarten, Stifte usw. Die Materialien sind bewusst einfach gehalten, so dass sie günstig beschafft werden können. Neben der Möglichkeit einen Gruppenraum für die Zeit der Durchführung nutzen zu können, hat es sich als besonders positiv erwiesen, nach der 10. Sitzung einen gemeinsamen Ausflug oder eine Aktivität mit den TN zu unternehmen. Hierbei sollte der Kostenaspekt nicht außer Acht gelassen werden. Vor allem, wenn die Finanzierung zu 100 % von den TN getragen wird. Aktivitäten, die TN in den von uns durchgeführten Gruppen unternommen haben, waren z. B. ein Grillabend, es wurde gemeinsam Musik gemacht und es fand ein formloser Austauschabend mit Gebäck und Tee statt. Die GL kann im Vorfeld kostenlose bzw. kostengünstige lokale Angebote als Vorschläge heraussuchen. Eigene Ideen der TN sind hierbei dennoch besonders wertvoll, weil dies die Aktivierung fördert und den Gruppenzusammenhalt stärkt. Wenn es Ihr Budget erlaubt und Sie TN zu den Sitzungen erwarten, die nicht direkt vor Ort wohnen, ist auch das Angebot eines kostenlosen Fahrdienstes für viele TN eine Erleichterung und baut Hürden ab.

Vor der ersten Sitzung

Vor der ersten Sitzung kann als Erinnerungsstütze und Zeichen der Wertschätzung eine schriftliche Einladung an die TN versendet werden. Darin können Sie die TN erneut willkommen heißen, Ort, Uhrzeit und ggf. Anfahrt zu den Sitzungen schriftlich festhalten sowie den Namen und die Kontaktdaten der GL nennen. Viele TN wünschen sich gerade zu Beginn der Gruppe mehr Zeit, um sich gegenseitig kennenzulernen. Daher können Sie an dieser Stelle, wenn es die Räumlichkeiten erlauben, auch auf die Option hinweisen, sich nach der ersten Sitzung formlos auszutauschen. Dabei kann es helfen, wenn Sie als GL auch anwesend sind, um sicherzustellen, dass alle TN in Gespräche einbezogen werden.

Der Gruppenraum

Der Gruppenraum sollte nach Möglichkeit angenehm hergerichtet sein. Dazu können z. B. Getränke, wie Wasser oder Tee, kleine Snacks oder bequeme Sitzkissen beitragen. Insbesondere bei den Achtsamkeits- und Entspannungsübungen sollte es im Raum ruhig sein und es sollten mögliche Ablenkungen vermieden werden. Hierzu kann z. B. ein „Bitte nicht stören"-Schild an der Tür helfen, ebenso die Bitte an die TN zu Beginn einer jeden Sitzung, ihr Smartphone leise zu stellen oder auszuschalten.

Vorbereitung der einzelnen Sitzungen

Jede Sitzung sollte rechtzeitig vorbereitet werden, indem das benötigte Material zurechtgelegt wird und nach Möglichkeit der Ablauf der Sitzung im Vorhinein durchgegangen wird. Sie sollten sich dafür mindestens 30 Minuten Zeit nehmen.

Namensschilder

Namensschilder können gerade zu Beginn der Gruppenstunden helfen, leichter in Kontakt zu treten und Unsicherheiten zu verringern. Das Erlernen der Namen betont die Wertschätzung des Einzelnen. Auch die GL sollte ein Namensschild tragen, um das Gespräch zu erleichtern.

Zeitplanung innerhalb der Sitzungen

Wenn es Ihnen nötig bzw. sinnvoll erscheint, können Sie die empfohlenen Zeiten (für Denk- oder Diskussionszeiten der TN, für einzelne Übungen) verlängern. Als GL stehen Sie vor der Herausforderung, die Gespräche in der Gruppe einerseits zielgerichtet zu gestalten, andererseits den TN genügend Raum für persönlichen Austausch zu geben. Sie können z. B. die Formulierungshilfen nutzen, um eine Diskussion eher wieder auf die Inhalte der Übung zu lenken. Aber es wird auch aktuelle belastende Themen geben, bei denen eine strikte Durchführung der Programminhalte zurückgestellt werden sollte. Berichten TN von Ängsten oder Problemen, sollten Sie diese nicht bewerten oder ignorieren, sondern den Gefühlen Raum geben, nach Möglichkeit Lösungen anbieten und/oder fachkundige Hilfe vermitteln. Weitere Unterstützungsangebote bieten z. B. Sucht- und Seniorenberatungsstellen der Städte und Kommunen, sozialpsychiatrische Dienste, freie Wohlfahrtsverbände, niedergelassene Psychotherapeuten, die Telefonseelsorge oder Selbsthilfegruppen. Wenn Sie die Kapazitäten haben, liegt auch die Ausweitung der Inhalte auf mehr als 10 Sitzungen nahe. Generell empfehlen wir immer die Achtsamkeits-/Entspannungsübungen als einen runden Abschluss der Sitzung durchzuführen. VIKTOR wurde zwar als ein aus 10 Modulen bestehendes Programm entwickelt und erprobt, kann aber in ihrer Institution individuell angepasst werden.

Die GL als Vorbild

Besonders in der ersten Sitzung, aber auch später, ist es wichtig, dass die GL den TN einerseits Orientierung und Halt gibt, andererseits sie aber auch dazu ermutigt, sich auf Neues einzulassen, ohne sie zu drängen. Indem Sie selbst einen wertschätzenden Umgangston mit den TN pflegen, ehrliches Interesse signalisieren und alle Übungen, soweit wie möglich, mitmachen, dienen Sie den TN als positives Beispiel. Es gibt viele Gründe, die dazu geführt haben können, dass eine Person vereinsamt und auch wenn man soziale Kontakte hat, bedeutet das nicht, dass man nicht einsam sein kann. Der Konsum von Alkohol kann ebenfalls aus verschiedensten Gründen entstehen und ist oft begleitet von Schuld- und Schamgefühlen, was sich auch in mangelnder

Beteiligung an den Übungen und Ablehnung gut gemeinter Ratschläge zeigen kann. Hierbei ist die validierende, neutrale und interessierte Haltung der GL wichtig. Dennoch kann sich manches Verhalten negativ auf die anderen Gruppenmitglieder und die Gruppendynamik auswirken. Der Umgang damit ist oft schwierig und erfordert ein gewisses Gespür dafür, wann eher Mitgefühl, Aufmunterung, eher forderndes oder ein ganz anderes Verhalten angemessen ist. Der Einbezug der anderen Gruppenmitglieder kann dabei u. U. sehr hilfreich sein, z. B. wenn diese selber schon ähnliche belastende Erfahrungen gemacht und diese schließlich überwunden haben, wenn sie anderen in einer vergleichbaren Situation erfolgreich geholfen haben, oder einfach dadurch, dass sie zuhören, Verständnis zeigen, Rückhalt geben. Auf der Basis des Motivational Interview wird es Ihnen gelingen, eine Vertrauensbasis aufzubauen und Reaktionen der TN können gut aufgefangen werden. Die Gruppe mit Männern in ähnlicher Situation hilft hierbei deutlich, da sich die Männer nicht alleine, besser verstanden und akzeptiert fühlen. Im Falle von direkter Kritik der TN am Programm oder an der GL kann diese die Hinweise zunächst freundlich dankend annehmen, ohne zu versuchen sich zu rechtfertigen.

Körperliche Einschränkungen von TN

Altersbedingt kann es verstärkt vorkommen, dass TN Schwierigkeiten mit dem Sehen, Hören oder Schreiben haben. Je nach Aufbau der Übung kann in solchen Fällen die GL einzelnen TN helfen oder die Übung komplett mündlich und visuell durchführen und die Antworten der TN sammeln und notieren. Sie können sich auch eine kleine Materialsammlung mit besonders griffigen Stiften („Schreiblernstiften") oder einer Leselupe zulegen, die Sie bei Bedarf austeilen können.

Transfer in den Alltag

Bei einigen Übungen können die TN darauf hingewiesen werden, dass diese leicht in ihren Alltag zu integrieren sind – zumal wenn sie sehr kurz oder einfach durchzuführen sind. Es sollte stets genügend Zeit zur Verfügung gestellt werden, um die Übungen für zu Hause zu erläutern und sie in der folgenden Sitzung wieder zu besprechen. Das Üben der TN zwischen den Sitzungen ist ein wichtiger Bestandteil des Programms und hilft, die erlernten Inhalte und die Auseinandersetzung mit sich selbst noch zu vertiefen.

Wir wünschen Ihnen als GL viel Erfolg und vor allem viel Spaß mit „VIKTOR – Gemeinsam. Stark. – Ein männerspezifisches Gruppenprogramm zur Reduktion von Einsamkeits- und Alkoholproblemen".

Übersicht der Sitzungen und Schwerpunkte

Sitzung 1 - Einstieg & Kennenlernen

Zeitübersicht

10 Min	1. Einstieg	Begrüßung und Einführung
25 Min	2. Vorstellungsrunde	Kennenlernen
15 Min	3. Erwartungsaustausch und Ziele	Zielsetzung
10 Min	4. Gruppenregeln	Gruppenatmosphäre
10 Min	5. Mit den Händen schauen	Achtsamkeits-/ Entspannungsübung
10 Min	6. Blitzlicht	Abschluss
= 90 + ggf. Zeit für formlosen Austausch vor oder nach der Sitzung		

Materialien

- Flipchart-Ständer, -Papier und –Stifte - Präsentationsfolien/ Ausdrucke - Stifte für die TN - Uhr; Namensschilder	- Mappen für die TN - I 1.1, AB 1.4, AB 1.6.2, I 1.7.1 sowie A0 für jeden TN

Priorisierung: Bei möglichen Schwierigkeiten beim Einhalten des Zeitplans, sollte die GL darauf achten, dass insbesondere die folgenden Einheiten bearbeitet werden:

- 1.2: Vorstellungsrunde
- 1.3: Erwartungsaustausch und Ziele
(- 1.4: bei fehlender Zeit, sollte die GL die Gruppenregeln selbstständig festlegen.)
- 1.5: Mit den Händen schauen

Gegebenenfalls bietet es sich an, die Sitzung auf 2 Termine auszuweiten, um eine tiefergehende Bearbeitung der Themen zu ermöglichen.

Hinweis für die Gruppenleitung Sitzung 1

Willkommen in der VIKTOR Intervention! Wir hoffen, dass Sie viel Spaß mit diesem Handbuch und den einzelnen Sitzungen haben werden und möchten Ihnen zu Beginn ein paar Hinweise mit auf den Weg geben.

In der ersten und den darauffolgenden Sitzungen steht das Kennenlernen der TN im Vordergrund. Hierbei ist wichtig, dass alle TN ähnliche Redeanteile haben und niemand benachteiligt wird. Manche Personen müssen dafür eher ausgebremst, andere ermutigt und gezielt angesprochen werden. Gleichzeitig ist es wichtig, dass die GL die Gruppe immer wieder zu den wesentlichen Inhalten der Sitzung zurücklenkt. Diese Balance zwischen freiem Austausch und dem Fortfahren der Sitzung muss mit Feingefühl angegangen werden. Bereits in der ersten Sitzung können Frustrationen, wie das Gefühl nicht gesehen oder wahrgenommen worden zu sein, zu einem schnellen Abbruch der Gruppenteilnahme und Verunsicherung der anderen TN führen. Die GL soll hierbei einerseits Orientierung und Halt geben, andererseits ermutigen, sich auf Neues einzulassen. Sollten die TN viel Redebedarf über Themen haben, die nicht mit den aktuellen Inhalten zusammenhängen, kann die GL darauf hinweisen, dass die TN sich vor oder nach der Sitzung über diese Themen vertieft unterhalten können. Um das anfängliche Kennenlernen zu erleichtern, kann die GL Gemeinsamkeiten der TN, wie ähnliche Hobbies, aufgreifen und betonen. Auch Sympathiebekundungen oder geäußertes Interesse der TN untereinander sollten von der GL bewusst verstärkt werden. Hinsichtlich der Bearbeitung der Übungsaufgaben für Zuhause, sollte darauf geachtet werden, TN zu loben, die diese Aufgaben absolviert haben, während TN, die diese Aufgaben nicht erledigt haben, empathisch und nicht verurteilend nach Gründen hierfür gefragt werden und zur verbesserten Mitarbeit ermutigt werden.

Langfristig dient die GL den TN als Vorbild oder positives Rollenmodell. D. h. sie kann darauf achten, dass sie beispielsweise durch

- ausreichend Lob und Anerkennung für (selbst kleine) Fortschritte der TN,
- eine wertschätzende und empathische Grundhaltung,
- häufiges Zusammenfassen und Rückmelden oder

- Selbstoffenbarung, d. h. das Einbringen von eigenen, persönlichen Beispielen bei schwierigen oder schambesetzten Themen,

zu einem angenehmen Gruppenklima beiträgt. Eine weitere wichtige Aufgabe kommt der GL beim Unterbrechen von destruktiven Verhaltensweisen der TN untereinander zu. Auch hier dient sie als Modell und sollte Konflikte abfedern bzw. offen ansprechen und zu einer angemessenen Lösung beitragen.

Literaturtipps:

- Bertolino, B., Kiener, M., & Patterson, R. (2012). Therapie-Tools Lösungs-und ressourcenorientierte Therapie. Weinheim: Beltz.
- Metzinger, A. (2010). Arbeit mit Gruppen. Freiburg i. Br.: Lambertus.
- Spitzer, M. (2018). Einsamkeit – Die unerkannte Krankheit: schmerzhaft, ansteckend, tödlich. München: Droemer Knaur.

1.1 Einstieg

Ziele

Die TN lernen die GL und das Programm kennen. Ihnen wird vermittelt, dass sie durch die Teilnahme an der Gruppe ihr Wissen und Verhalten und dadurch ihre Gesundheit und Lebensqualität verbessern können.

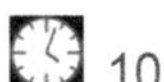 10 min

Material

- Namensschilder (TN u. GL)
- Präsentationsfolie/Ausdruck 1.1 „Programmschwerpunkte“
- Mappe für jede/n TN
- I 1.1 für jede/n TN

Ablauf

Die TN sitzen gemeinsam in einer Runde. Die GL haben ihre Namensschilder bereits angesteckt bzw. aufgestellt. Die TN werden begrüßt und über Inhalt und Ablauf des Programms informiert, sie bekommen einen Überblick über die heutige Sitzung (siehe V 1.1). Bei Interesse kann die GL I 1.1.2 eine Kurzinformation zum theoretischen Hintergrund der Sitzungen an die TN ausgeben.

Zur Aufbewahrung der Materialien wird jedem TN eine Mappe ausgehändigt.

Variante

Falls keine Präsentationsfolien gezeigt werden können, können auch

- selbsterstellte Plakate od. A3-Ausdrucke,
- Moderationskarten,
- eine Tafel oder
- eine Flipchart

verwendet werden.

Einstieg V 1.1

Begrüßung und Vorstellung

„Guten Tag zusammen. Mein Name ist ... Ich möchte Sie herzlich zur ersten Sitzung von „VIKTOR – Gemeinsam. Stark. " begrüßen. Bevor ich Ihnen das VIKTOR-Programm und den Ablauf unserer zehn Sitzungen genauer erläutere, möchte ich mich/uns zunächst selber einmal kurz vorstellen."

(Damit die TN Sie als GL kennenlernen, sollten Sie sich und Ihre Einrichtung kurz vorstellen. Dabei können Sie Ihren eigenen Bezug zum Thema Alkohol und Einsamkeit und zu diesem Programm hervorheben.

Ermutigen Sie die TN, dass sie durch ihre Teilnahme in diesem Moment einen ersten wichtigen Schritt geschafft haben. Egal, wie weit der Weg ist, die ersten Schritte sind oft die schwersten.)

Ziel des Programms

„Unser Ziel ist es, dazu beizutragen, dass es Ihnen gut geht. Deshalb werden wir uns in allen Sitzungen damit beschäftigen, was Ihnen oder anderen Freude macht, was Ihnen Sorge bereitet und wie Sie damit umgehen können. Was das alles im Einzelnen ist und womit das funktioniert, ist sicher für jeden verschieden. Daher werden wir zu jedem Thema eine Reihe an Aspekten ansprechen und abwechslungsreich behandeln oder ausprobieren."

Übersicht der Themengebiete

„Folgende Themen werden wir in den nächsten Wochen gemeinsam bearbeiten *(Präsentationsfolie/Ausdruck 1.1 zeigen)*:

In den ersten Sitzungen (1-3) geht es vorrangig darum, dass wir uns erst einmal kennenlernen und beginnen uns über **Einsamkeit und Alkoholkonsum** austauschen. **Psychoedukation** bedeutet, dass ich/wir Ihnen hierzu noch einmal wissenschaftliche Fakten zum Alkoholkonsum strukturiert vermitteln möchten und wir uns das Thema mit Ihren **eigenen Eindrücken** kritisch anschauen. Ebenfalls setzen wir uns gemeinsam mit dem Thema Einsamkeit auseinander. Auch hier zählen vor allem Ihre eigenen Erfahrungen, die einen **Austausch** untereinander und damit ein besseres **Kennenlernen und Verständnis** für einander ermöglichen. In den ersten Sitzungen bilden wir somit die Basis für die weiteren VIKTOR Sitzungen.

Wir wollen uns danach (4-6) mit einem gesunden **Umgang mit Krisen** und Gedankenmustern beschäftigen, die unseren Weg in eine glücklichere Zukunft erschweren können. Hierbei werden wir individuelle **Krisenpläne** entwickeln, um gut auf Risikosituationen vorbereitet zu sein und nicht in alte Muster zu verfallen. Auch schauen wir uns **Faktoren für Einsamkeit** an sowie **Gedankenmuster**, die im Kontakt mit unseren Mitmenschen nicht immer hilfreich sind. Wir wollen es schaffen, dass Sie sich und Ihre Gedanken in einzelnen Situationen von außen betrachten und anders als zuvor reagieren können.

Um sich selbst noch besser zu verstehen und sich mit ihrer Rolle als Mann auseinanderzusetzen, beschäftigen wir uns (7-8) mit **Beziehungserfahrungen mit Partnern und Partnerinnen** und blicken einmal zurück auf die Zeit, in der Sie aufgewachsen sind. Welche **Beziehungsmuster** haben uns geprägt und welches **Männerbild** wurde uns vorgelebt? Erste Beziehungserfahrungen prägen uns ein Leben lang. Der Austausch soll helfen, eine erste Auseinandersetzung mit eigenen Mustern anzuregen und die eigene Rolle zu hinterfragen.

In den letzten Sitzungen (9-10) werden wir unseren Blick von der Vergangenheit in die Zukunft richten und uns gegenseitig für die kommende Zeit stärken. Im Sinne der **Perspektivschaffung** wollen wir anregen, dass Sie es in der Hand haben, Ihre eigene Zukunft so zu gestalten, wie sie es möchten. Im Rahmen der Gruppe werden noch einmal Ziele gesetzt und ein positiver Abschluss der Gruppe angestrebt. Ggf. werden bereits erste erreichte Erfolge gefeiert und noch bestehende Sorgen beruhigt. Morgen beginnt jetzt."

Ablauf der Sitzungen

„Insgesamt treffen wir uns **10-mal für jeweils etwa 90 Minuten** immer am selben Wochentag zur selben Uhrzeit hier in diesem Raum. Die heutige Sitzung wird bis etwa (*Uhrzeit nennen*) dauern. Ich hoffe, dass Sie alle diese Zeit eingeplant haben. (*ggf.:*

„Wenn jemand gefahren werden möchte, möchte er mir dies bitte sagen, wir helfen Ihnen bei der Organisation.“ *sowie ggf.:* „Die Kosten für den Fahrdienst übernehmen wir“.)

Sie können natürlich jederzeit zur Toilette gehen, am besten zwischen zwei Übungen. Die meisten Programmpunkte dauern 10-20 Minuten. Haben Sie dazu noch Fragen?

Neben vereinzelten Vorträgen und gelegentlichem Erfahrungsaustauch führen wir in jeder Sitzung ein paar Übungen durch. Letztendlich dienen alle Übungen dazu, den Austausch anzuregen und langfristig Ihr Verständnis für sich selbst zu erhöhen. Deshalb werden wir Ihnen ggfs. ab und zu eine **Anregung mit nach Hause geben**, z. B. zur Vertiefung eines Themas oder zur Einübung einer Entspannungstechnik. Wir werden auch regelmäßig gemeinsam **Achtsamkeits- oder Entspannungsübungen** durchführen. Wir möchten auch darauf hinweisen, dass Sie natürlich alle Übungen jederzeit unterbrechen können, wenn Sie etwas nicht mitmachen wollen oder können. Falls wir in Zeitnot geraten, möchte ich gerne schon einmal auf die Zeit vor und nach den Sitzungen hinweisen. Sie dürfen sich davor und danach gerne zusätzlich untereinander austauschen, sodass die 90 Minuten dem Programm gewidmet werden können.

Zum Abschluss aller Treffen der VIKTOR-Gruppe können wir anbieten, dass wir alle gemeinsam einen **Ausflug** oder eine Aktivität zu machen, wozu Sie gerne Vorschläge machen können. Es muss natürlich finanziell im Rahmen bleiben und für alle bezahlbar sein. Am besten schreiben Sie Ideen und Vorschläge auf Karten, die ich jedes Mal mitbringen werde (*auf leere Moderationskarten zeigen*), dann werden diese an die hierfür vorgesehene Tafel geklebt/ von mir gesammelt. Gegen Ende unserer zehn Sitzungen wählen wir gemeinsam aus, welchen Ausflug oder welche Aktivität wir machen werden.“

Offene Fragen klären

„Haben Sie zum Programm oder zum Ablauf noch Fragen?“ *(Fragen nach Möglichkeit sofort beantworten, ansonsten in der nächsten Sitzung nachholen. Bei inhaltlich sehr umfassenden Fragen auf die entsprechende Sitzung, in der dieses Thema behandelt wird, verweisen.)*

Überblick über die heutige Sitzung

„Dann gebe ich Ihnen jetzt noch einen Überblick über die heutige Sitzung: Nach der Einführung, die ich Ihnen gerade gegeben habe, wollen wir uns gleich etwas besser kennenlernen. Natürlich interessiert es uns, welche Erwartungen Sie an unser Programm haben, und wir möchten auch darlegen, welche Erwartungen wahrscheinlich erfüllt werden können und welche eher nicht. Außerdem ist es sinnvoll, wenn eine neue Gruppe Regeln für den Umgang miteinander erstellt. Das würde ich gerne mit Ihnen gemeinsam machen.

Die restliche Zeit werden wir mit dem Thema **Selbstfürsorge** verbringen. Dazu gehören praktische Übungen zur Achtsamkeit und zum Entspannen. Ich hoffe, dass Ihnen das Programm Spaß machen wird und Sie viele neue Erfahrungen sammeln können."

Theoretischer Hintergrund | 1.1

Eine Herausforderung

Gerade Menschen in Ihrem Alter stehen häufig vor der Aufgabe, mit Änderungen in ihrem Berufsleben, ihren Beziehungen oder ihrem Alltag zurechtkommen zu müssen. Verluste oder Konflikte, Langeweile oder Motivationslosigkeit können dazu führen, dass man sich immer öfter einsam fühlt. Die Beziehungen, die man vielleicht noch hat, sind nicht erfüllend oder haben sich verändert. Der Job, den man zuletzt noch ausgeführt hat, braucht einen nicht mehr oder man muss in Rente gehen. Kinder, die man hat aufwachsen sehen, gehen ihre eigenen Wege. Das fortschreitende Alter kommt mit gesundheitlichen Problemen und setzt noch einen oben drauf. Wenn es alles zu viel wird und Stress sich anstaut, sucht man sich eine Bewältigungsstrategie. Alkohol zu trinken scheint kurzfristig zu helfen, uns abzulenken, uns zu entspannen. Langfristig haben wir mit den Konsequenzen zu kämpfen. Dieses Programm und seine Unterpunkte haben das Ziel hilfreiche Aktivitäten aufzubauen, um gleichzeitig Einsamkeit und damit den Konsum von Alkohol zu verringern. Der Umgang mit belastenden Gedanken kann sich ebenfalls auf beide Themen beziehen. Das Stärken von sozialen Kontakten hilft dabei, neue Beschäftigungen und helfende Unterstützung zu erreichen.

Durch Rückschläge, die vor allem im Alter aufkommen, entsteht oft das Empfinden von Einsamkeit. Infolge dessen kann eine Art damit umzugehen, sein, dass man mehr trinkt. Sie sind hier, weil aus einem Zuviel an Alkoholtrinken der Wunsch nach Veränderung entstanden ist und nach Abwechslung und/oder mehr Kontakten, um so im Alltag wieder besser zurecht zu kommen. Damit haben Sie den ersten und schwierigsten Schritt gemacht! Schön, dass Sie hier sind! VIKTOR soll dazu beitragen, dass Sie ihre Muster verändern und zufriedener am sozialen Leben teilhaben können.

Diesem Ziel werden wir uns in den nächsten Wochen mit vielfältigen Übungen und Gesprächen in der Gruppe nähern.

1.2 Vorstellungsrunde

Ziele
Die TN stellen sich den anderen kurz vor und entdecken erste Gemeinsamkeiten.

 25 Min

Material
- Namensschilder (TN u. GL)

Ablauf

Falls nicht schon geschehen, werden den TN die vorab beschrifteten Namensschilder ausgehändigt.

- „Ich möchte Sie bitten, dass jeder von Ihnen seinen Namen nennt und sich selbst der Gruppe kurz vorstellt. Vielleicht möchten Sie auch ein paar Sätze erzählen, was Sie gerne machen, welche Interessen und Hobbies Sie haben."

Nachdem die erste Vorstellungsrunde durchgelaufen ist, wird die Übung „Skalierung im Raum" genutzt, um noch mehr Informationen der einzelnen Personen zu erlangen. Es ergeben sich Anknüpfungspunkte für Gespräche und das Interesse an anderen wird gefördert.

Hinweis

Bei hohem Redebedarf einzelner TN kann ggf. auf die Möglichkeit des Austauschs vor und nach der Sitzung hingewiesen werden. Bedeutsame Gruppengespräche sollten jedoch nicht unterbrochen werden, „um das Programm durchzuziehen".

Skalierung im Raum Ü 1.2

„Um uns noch besser kennen zu lernen, stehen wir jetzt einmal für eine Übung auf. Bitte kommen Sie alle mit mir auf die freie Fläche hier im Raum. *(Wenn mind. ein TN nicht gut stehen kann, sollte diese Übung im Sitzen durchgeführt werden und es sollte bei jeder Frage die Antwort aller TN abgewartet werden.)*

Nun bitte ich Sie, sich nach...

- Ihrer Körpergröße in einer Reihe aufzustellen. (...) Bitte nehmen Sie die entstehende Reihenfolge bewusst wahr. (*Etwa 10 Sekunden Pause*)
- Ihrem Alter in einer Reihe aufzustellen. (...)
- Ihrer Schuhgröße in einer Reihe aufzustellen. (...)
- ....

Nun gruppieren Sie sich bitte nach...

- dem Stadtteil, in dem Sie wohnen. (...) Bitte nehmen Sie bewusst wahr, mit wem alles Sie jetzt zusammenstehen. (*Etwa 10 Sekunden Pause*)
- Haustieren, die Sie haben. (...)
- der Zahl Ihrer Geschwister. (...)
- der Lieblingsfarbe. (...)
- dem, was sie frühstücken. (...)
- Ihrem Musikgeschmack. (...)
- Ihren Filmvorlieben. (...)
- ...

Wonach würden Sie sich noch gerne aufstellen oder gruppieren? (...)

Welche Gemeinsamkeiten sind Ihnen durch die Übung deutlich geworden? Fühlen Sie sich nun jemandem verbundener?“

1.3 Erwartungsaustausch und Ziele

Ziele

Die TN formulieren ihre Erwartungen an das Programm. Hierbei sollte jeder TN zudem kurz- und langfristige Ziele aufschreiben. Die Ziele sollten einerseits den Konsum einschließen und andererseits die Bewältigung der Einsamkeit thematisieren.

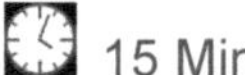 15 Min

Material

- AB 1.3 ausgedruckt für jeden TN
- Stifte für die TN
- Moderationskarten

Ablauf

Die GL gibt jedem TN AB 1.3 und einen Stift. Die Gruppe bekommt etwa 10 Minuten Zeit, um ihre Erwartungen und Ziele niederzuschreiben. Die TN stellen ihre Blätter vor und die GL sammelt die Erwartungen und Ziele für alle lesbar auf einem Flipchart-Papier. Die GL fasst die Wünsche der TN zusammen und achtet darauf, ob die Ziele realistisch sind. Falls nicht, sollten sie umformuliert werden. Im Anschluss kann die GL ihre Wünsche formulieren, z. B. dass persönliche Dinge, die in der Gruppe besprochen werden nicht weitererzählt werden, dass aufeinander Rücksicht genommen wird und/oder dass sich TN abmelden, wenn sie einmal nicht an der Gruppe teilnehmen können („Damit wir uns keine Sorgen machen, …“).

Hinweis

- Konkrete Erwartungen der TN hinsichtlich des Aufbaus sozialer Kontakte und/oder sozialer Kompetenzen sollten von der GL separat schriftlich festgehalten werden, sodass in Sitzung 7 ff. auf diese Notizen zurückgegriffen werden kann.
- Die GL kann hinzufügen, dass das Arbeitsblatt nicht von ihr eingesammelt wird. Es steht den TN frei, welche Aspekte sie in der Gruppe teilen möchten.

Meine Erwartungen — AB 1.3

Was wünsche ich mir inhaltlich von diesem Programm?

Was ist mein Ziel für das Programm?

Was ist für mich wichtig, damit ich mich in dieser Gruppe wohlfühle?

Was soll in der Gruppe nicht passieren?

1.4 Gruppenregeln

Ziele

Mit Hilfe der gesammelten Wünsche, erstellen die TN Verhaltensregeln für einen fairen und sensiblen Umgang miteinander.

 10 Min

Material

- Flipchart-Ständer, Papier und Stifte

Ablauf

Die GL erläutert die Notwendigkeit von Regeln für ein gutes Zusammenarbeiten, und ermutigt die TN dazu, die Regeln selbstständig aufzustellen, indem sie die folgenden Fragen stellt:

- „Wie sollten wir uns verhalten, damit sich alle wohlfühlen? Und wie können wir ein gutes und erfolgreiches Miteinander ermöglichen?"

Die Regeln werden auf einem Flipchart-Papier festgehalten. Es sollte sich auf maximal sieben gemeinsame Regeln geeinigt werden. Bei der Formulierung der Regeln kann die GL nachfolgende Hinweise beachten:

- **Weniger ist mehr**: Möglichst nicht mehr als sieben Regeln aufstellen.
- **Sinnvolle Regeln**: Wird diese bestimmte Regel gebraucht?
- **Positive Regeln**: Keine Verbote formulieren.
- **Umsetzbare Regeln**: Lassen sich die Regeln ohne großen Aufwand umsetzen?
- **Ich-Formulierungen**: z. B. "Ich lasse andere ausreden und höre ihnen zu."

Hinweis

- Das Flipchart-Papier mit den Verhaltensregeln sollte zu jeder Sitzung mitgebracht und gut sichtbar aufgehängt werden.

Quellen: angelehnt an Klippert (2002) und Strauss et al. (2008)

1.5 Mit den Händen schauen

Ziele

Die TN sensibilisieren ihren Tastsinn und rufen sich angenehme Erinnerungen ins Gedächtnis.

 10 Min

Material

- Protokollbogen A0 für interessierte TN
- verschiedene Gegenstände mit unterschiedlichen Eigenschaften

Ablauf

Die GL fragt die TN zunächst nach Erfahrungen mit Achtsamkeitsübungen:

- „Hat von Ihnen bereits jemand Erfahrungen mit Achtsamkeitsübungen gemacht?“
- Falls ja: „Wie sind Ihre Erfahrungen damit?“

Die GL wertschätzt bisherige Erfahrungen der TN, greift ggf. aber auch Bedenken und Zweifel auf. Kritische TN können dazu eingeladen werden, die Übung auszuprobieren. Manche Personen reagieren zunächst irritiert auf diese Übung, da sie mit „praktischen Tipps“ gerechnet haben, wie sie schnell ihren Konsum verringern oder Einsamkeit bekämpfen. Ihnen kann mit Hilfe der Einleitung in V 1.5.1 erneut verdeutlicht werden, wieso Achtsamkeitsübungen als Teil des Programms vorgesehen sind. Die Übung beginnt dann mit V 1.5.1.

Materialbeispiele

Baumrinde, Schraube, Schmirgelpapier, Muscheln (rau); Plastik, Fotopapier, Leder, Murmel, Holzkugel (glatt); Watte, Schwamm, Samt (weich); Nüsse, Holz, Metall (hart); Federn, Folie, Seidentuch (leicht); Stein, Hammer, gefüllte Konservendose (schwer); Wolle, Filz, Gummi (warm); Glas, Porzellan

Hinweis

Es sollte dafür gesorgt werden, dass es im Raum ruhig ist und mögliche Ablenkungen vermieden werden. Bei Bedarf können die Pausen verlängert oder verkürzt werden (und dann z. B. ein Durchgang mehr durchgeführt werden).

Mit den Händen schauen V 1.5

Einleitung

„Jetzt möchte ich gerne mit Ihnen eine Übung machen, in der Sie Ihnen bekannte Objekte von anderen Seiten her erfahren werden. Wir haben viele Gewohnheiten und Routinen, machen einiges nebenbei und unaufmerksam. Dadurch entgeht uns manches und anderes wird langweilig. Mit einer offenen und neugierigen Herangehensweise können wir uns auch im Alltag immer wieder aufs Neue Abwechslung, Genuss und Freude verschaffen. Wenn wir Gedanken, Gefühle und Wahrnehmungen nicht direkt bewerten, sondern manchmal einfach so nehmen, wie sie gerade kommen, kann das unsere Stimmung und Zufriedenheit deutlich verbessern. Das verstehen wir zusammengefasst unter dem Begriff **Achtsamkeit**: eine bewusste, bewertungsfreie Wahrnehmung von allen Dingen, die gerade um einen herum passieren. Achtsamkeitsübungen sind Teil unseres Programms, weil wir dadurch lernen, mit schwierigen Situationen anders umzugehen und uns selbst und die Umwelt bewusster wahrnehmen. Wenn wir gut auf uns achten und hinhören, was wir brauchen fühlen wir uns wohler und auch der Kontakt zu anderen Menschen fällt uns leichter."

Übung

Den folgenden Text möglichst frei, langsam und ruhig vortragen. Die angegebenen Zahlen in den Klammern stehen für Pausen. Sie sollten eingehalten werden, indem die GL stumm und langsam vor sich hin zählt. Wenn die TN in den längeren Pausen unruhig werden, können diese auch verkürzt werden. Bei ausreichend Zeit kann die Übung mehrfach, mit jeweils anderen Gegenständen, durchgeführt werden.

„Wir möchten jetzt Gegenstände ‚mit den Händen schauen'. Nehmen Sie sich einen Gegenstand und ertasten Sie – am besten mit geschlossenen Augen – dessen Eigenschaften (warten, bis alle TN einen Gegenstand genommen haben.)

Konzentrieren Sie sich ganz auf die Merkmale des Gegenstandes.

Wie fühlt er sich an? (10)

Ist der Gegenstand eher rau, glatt, weich, hart, leicht, schwer, warm oder kalt? (10) Hat er Ecken und Kanten, Übergänge oder Einschnitte, Rillen? (10)

Wie liegt er in der Hand? (10) Sammeln Sie Begriffe für diese Eigenschaften, für das, was Sie ertasten. (30)

Überlegen Sie, woran Sie dieser Gegenstand erinnert. Woher kennen Sie diesen Eindruck? Was kommt Ihnen dazu in den Sinn? (10) Eine Farbe? (5) Ein Geräusch? (5) Worte? (5) Eine Stimmung? (5) Ein Ort? (5) Ganz was anderes?

(30 Sek – 1 Min.)

Kommen Sie nun mit Ihrer Aufmerksamkeit zurück in den Raum. Wenn Sie Ihre Augen geschlossen hatten, öffnen Sie diese nun wieder ab dem Zeitpunkt, der Ihnen angenehm ist."

(Warten, bis alle ihre Augen geöffnet haben und aufmerksam sind.)

Erfahrungen und Transfer

Die GL fragt nach den Eindrücken und Erfahrungen der TN und regt sie dazu an die Übung zu Hause zu wiederholen. Sie lässt ausreichend Zeit für Berichte und Austausch.

- „Möchte jemand von Ihnen von seinen Eindrücken und Erfahrungen berichten?“
- „Wie haben Sie die Übung erlebt? Wie war die Übung für Sie?“
- „Vielleicht achten Sie zuhause auch mal darauf, wie sich verschiedene Materialien anfühlen und welche Sie gerne anfassen.“
  „Wie fühlt es sich an, Achtsamkeit zu erleben?“

Diese Übung können Sie natürlich auch auf andere Sinne übertragen: das bewusste Sehen, Riechen, Hören oder Schmecken von Dingen in Ihrem Alltag."

Quelle: Klein et al. (2020)

1.5.1 Das gefällt mir

Ziele

Die Übung fördert die Wahrnehmung von angenehmen Dingen und Tätigkeiten. Die TN achten zu Hause und im Alltag darauf, was Ihnen angenehm ist und nehmen dies bewusst wahr.

 10 Min

Material

- AB 1.5.1 für jeden TN
- Mappe für jeden TN
- AB 1.5.1 „Das gefällt mir – Beispiel“

Ablauf

Die GL erläutert das Vorkommen von Anregungen für zu Hause in den Gruppensitzungen und erklärt die erste Übung für die kommende Woche (siehe V 1.5). Sie zeigt ein Beispiel (s. Präsentationsfolie/Ausdruck 1.5) und betont, dass auch ganz kleine, alltägliche Dinge, aufgeschrieben werden können.

Um die Motivation der TN zu fördern betont die GL, dass auch sie die Übung in der kommenden Woche durchführen wird.

Falls noch nicht geschehen, wird den TN eine Mappe ausgeteilt, in der sie alle Materialien, die sie im Laufe des Programms erhalten, sammeln können.

Hinweis

Die GL kann erneut hinzufügen, dass das Arbeitsblatt nicht von ihr eingesammelt wird.
Die GL sollte selbst eine vielseitige Sammlung vorbereiten, die verschiedene Kategorien beinhaltet.

- z. B. körperliche Aspekte (Training, Essen, Schlafen...), psychische Aspekte (Abwechslung gewinnen ...), zwischenmenschliche Aspekte (Freunde treffen ...), Umweltaspekte (Ruhe, frische Luft ...), ...

Die GL kann bei allen Übungen, die für zu Hause mitgegeben werden als positives Modell dienen, indem sie sie selbst im Verlauf der Woche durchführt.

Das gefällt mir V 1.5.1

Anregungen für zu Hause

„Wie bereits zu Beginn der Sitzung erwähnt, geben wir Ihnen immer mal wieder eine Anregung mit nach Hause. Ob Sie diese Anregung aufnehmen, ist Ihnen natürlich freigestellt. Wir würden uns aber sehr freuen, wenn Sie das machen würden. Zum einen wollen wir uns in der kommenden Woche über die Übung austauschen und zum anderen werden die Themen der Stunde so noch einmal vertieft und aufgegriffen."

Die Übung „Das gefällt mir"

„Unsere eigene Person wie auch unsere Umwelt stellen eine wichtige Quelle unseres Wohlbefindens dar. Um dieses Wohlbefinden zu erreichen, zu erhalten oder sogar zu steigern, ist es hilfreich, sich selbst und die Umwelt mit offenen Sinnen wahrzunehmen. **Deshalb möchte ich anregen, dass Sie in den nächsten Tagen darauf achten, was Ihnen alles gefällt bzw. was Sie als angenehm erleben, und das auf diesem Blatt aufschreiben.** *(AB 1.5.1 an alle TN austeilen, wenn noch nicht geschehen auf den Hintergrund von Achtsamkeitsübungen eingehen, siehe V 1.5, Einleitung)*

Ergänzen Sie das Blatt immer wieder, wenn Ihnen etwas Neues auffällt und bringen Sie es bitte zur nächsten Sitzung wieder mit. Dann können wir uns über unsere Erfahrungen austauschen. Das können auch ganz kleine Dinge, wie das bewusste wahrnehmen eines schönen Geruchs, sein."

Ggf. Mappe austeilen

„Ich gebe Ihnen hier auch eine Mappe, in der können Sie alles sammeln, was Sie von uns im Laufe der Zeit bekommen." (*falls noch nicht geschehen den TN eine Mappe aushändigen*)

Das gefällt mir AB 1.5.1

Bitte versuchen Sie in den nächsten Tagen, sich selbst und Ihre Umwelt mit offenen Sinnen wahrzunehmen und schreiben Sie auf diesem Blatt auf, was Ihnen gefällt bzw. was für Sie angenehm ist.

Ergänzen Sie das Blatt immer wieder, wenn Ihnen etwas Neues auffällt.

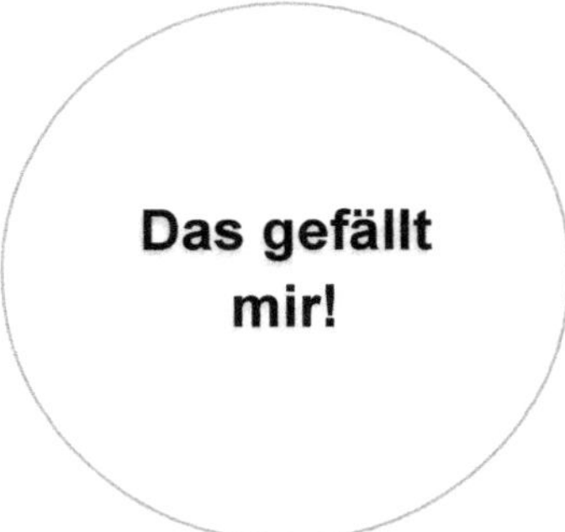

Bitte bringen Sie dieses Blatt beim nächsten Mal wieder mit. Danke sehr!

1.6 Blitzlicht

Ziele

Das Blitzlicht dient der Reflexion der Sitzung und Ermittlung der TN-Zufriedenheit. Durch die Berücksichtigung der Meinungen der TN können in späteren Sitzungen deren Bedürfnisse besser einbezogen und sie zur weiteren Teilnahme motiviert werden.

 10 Min

Material

- Ggf. ein Stein und eine Blume

Ablauf

Die GL bittet um **Rückmeldungen** zur heutigen Sitzung und macht sich ggf. Notizen zu Verbesserungsvorschlägen und Wünschen der TN.
„Wie hat Ihnen die heutige Sitzung gefallen? Ich bitte jeden von Ihnen kurz zu sagen, wie Sie die heutige Sitzung erlebt haben, ob Sie insgesamt eher zufrieden oder unzufrieden damit sind, was Ihnen gefallen hat und was nicht.“

Zum Schluss gibt die GL einen kurzen Überblick über **die Inhalte der nächsten Sitzung** und ermuntert die TN, die Übung zu Hause auszuprobieren.

Variante

Die GL lässt nacheinander einen Stein und eine Blume rumgehen. Beim Stein bekommen TN die Impulsfrage „Was liegt mir schwer im Magen, wenn ich an die heutige Stunde denke?“ gestellt, bei der Blume „Was hat mir heute gut gefallen?“

Hinweis

Die GL sollte Kritik annehmen („Danke für den Hinweis.“) und nicht versuchen, sich zu rechtfertigen.

Rückmeldungen der VIKTOR-Kooperationspartner

Die VIKTOR Kooperationspartner gaben die Rückmeldung, dass die erste Sitzung eine wichtige Grundlage für das Vertrauen der Teilnehmer in die Gruppe ist. Nehmen Sie sich hier die Zeit, alle Teilnehmer anzuhören und ein Gemeinschaftsgefühl über die einzelnen Übungen und gemeinsamen Ziele herzustellen. Je nach Redebedarf kann es dazu kommen, dass die zeitliche Einteilung nicht ausreicht. Achten Sie hierbei auf den Kasten zur Priorisierung zu Beginn der Sitzung oder weisen Sie auf den freien Austausch vor und nach den Sitzungen oder auf die Möglichkeit eines Einzelgesprächs hin.

Sitzung 2 - Achtsamkeit & Psychoedukation - Einsamkeit

Zeitübersicht

10 Min	1. Reflexion	Rückschau und Einführung
20 Min	2. Einsamkeit oder Alleinsein?	Psychoedukation
30 Min	3. Stereotyp „Der starke Mann“	Austausch
20 Min	4. Einsamkeitsbewältigung	Psychoedukation
10 Min	5. Blitzlicht	Abschlussrunde
= 90 Minuten Zeitbedarf		

Materialien

- Präsentationsfolien/ Ausdrucke - Stifte für die TN - Uhr; Namensschilder	- AB 2.3 für jeden TN - AB 2.4 dreimal ausgedruckt für jeden TN

Priorisierung: Bei möglichen Schwierigkeiten beim Einhalten des Zeitplans sollte die GL darauf achten, dass insbesondere die folgenden Einheiten bearbeitet werden:

- 2.2: Einsamkeit oder Alleinsein?

Gegebenenfalls bietet es sich an, die Sitzung auf 2 Termine auszuweiten, um eine tiefergehende Bearbeitung der Themen zu ermöglichen.

2.1 Reflexion

Ziele

Die TN erhalten einen Rückblick auf die letzte Sitzung und tauschen ihre Erfahrungen der letzten Woche untereinander aus. Dadurch wird auch der Einstieg in die neue Sitzung erleichtert.

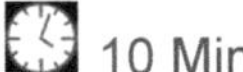 10 Min

Material

- Namensschilder, ggf. ein Ball
- Moderationskarten

Ablauf

Mit Hilfe von V 2.1.1 wird eine Zusammenfassung der letzten Sitzung präsentiert und die TN verteilen die Namensschilder. Anschließend gibt die GL einen Überblick über die kommende Sitzung.

Hinweis

Den TN soll auch in dieser Sitzung wieder genug Zeit für das Kennenlernen gelassen werden. Hierfür sind keine spezifischen Übungen vorgesehen; die GL sollte stets darauf achten, dass ein lebendiger Austausch entstehen kann aber auch darauf, dass die Gruppe sich wieder auf die Übungen und Themeninhalte fokussiert.

Reflexion V 2.1.1

„Willkommen zurück! Schön, dass Sie wieder da sind!
Bevor wir in ein neues Thema einsteigen, möchte ich gerne erfahren, wie Ihnen die **Übung „Das gefällt mir“** gefallen hat, die ich Ihnen letztes Mal als Anregung mitgegeben hatte.

- Herr X, möchten Sie beginnen? Haben Sie ein paar Dinge auf das AB schreiben können? Möchten Sie es mit uns teilen?
- Gibt es noch Fragen zur Übung?
- Schön, dass Sie so viele Dinge gesammelt haben!“

Überblick über die heutige Sitzung
„Die heutige Sitzung wird wieder ca. 90 Minuten dauern. Das übergreifende Thema wird heute **Einsamkeit** sein. Wir werden heute mehr über den Unterschied von Einsamkeit und Alleinsein erarbeiten und vor allem den **Umgang von Männern mit Einsamkeit** besprechen. Danach widmen wir uns einer Übung zur **Einsamkeitsbewältigung**. Falls wir noch Zeit haben, können wir noch eine kleine Entspannungsübung ausprobieren und beenden die Sitzung wieder mit dem Blitzlicht. Gibt es dazu Fragen?”

2.1.2 Das gefällt mir

Ziele

Die TN machen sich Quellen für eigenes Wohlbefinden bewusst. Durch den Austausch darüber können sie neue Ideen bekommen, wie sie selber positive Momente herbeiführen können.

Material

- Mitgebrachtes AB 1.5.2 „Das gefällt mir“

Ablauf

Mit Hilfe von V 2.2 wird die Anregung für zu Hause „Das gefällt mir“ besprochen.

Sollte kein TN die Übung zu Hause gemacht haben, kann die GL anbieten einige Minuten Zeit zu geben, um die Übung in der Sitzung nachzuholen.

Varianten

- Ballmethode: Die GL wirft einem TN den Ball o.ä. zu, dieser beantwortet die Frage und gibt den Ball an einen anderen TN weiter.
- Offen: Die GL wartet mehrere Meldungen ab, notiert sich die Reihenfolge und nimmt die TN dann der Reihe nach dran.
- Reihum: Der Erste wird bestimmt, danach geht es der Reihe nach.

Das gefällt mir V 2.1.2

Austausch

„Ich hatte Sie letzte Woche gebeten, sich selbst und Ihre Umwelt mit offenen Sinnen wahrzunehmen und aufzuschreiben, was Ihnen gefällt bzw. angenehm ist. Wie ist es Ihnen mit der Übung ergangen? Was haben Sie sich alles notiert? (...) Möchte jemand zuerst berichten?"

Danach: „Danke sehr, Herr ... Wer möchte als nächstes berichten?"

Bei Bedarf – falls sich niemand meldet – den offensten TN ermuntern: „Herr ..., möchten Sie vielleicht beginnen? Das wäre sehr nett." *Andere Varianten sind auf der Übersichtsseite zu dieser Übung beschrieben.*

Fazit

„Wenn Sie sich alle Punkte in Erinnerung rufen, die gerade genannt worden sind:

- Was hat Ihnen denn besonders gut gefallen bzw. was war für Sie besonders angenehm?
- Finden Sie in der Sammlung hier vielleicht etwas, an das Sie bisher nicht gedacht hatten? Wenn ja, was?

Wie Sie vielleicht beim Ausführen dieser Anregung gemerkt haben, kann eine veränderte Wahrnehmung der eigenen Umwelt das eigene Wohlbefinden steigern, wenn wir unsere Aufmerksamkeit auf positive Aspekte lenken. Dazu später mehr!"

2.2 Einsamkeit oder Alleinsein?

Ziele

Die TN sollen ein Verständnis dafür bekommen, wie sich Einsamkeit von Alleinsein unterscheidet, wie man sich auch allein weniger einsam fühlen kann, wie sie Einsamkeit bewältigen können. Austausch ist erwünscht.

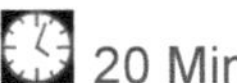 20 Min

Material

- A8 2.2 Beispiel A und B

Ablauf

Die GL fragt in die Runde, ob die TN bereits einmal Einsamkeit erfahren haben und wie sich dies anfühlte. Ein offener Austausch ist erwünscht. Daraufhin zeigt die GL die Folien 3.1 und lässt die Beschreibung der zwei Charaktere vorlesen. Wieder kann in der Gruppe diskutiert werden, was hier der deutliche Unterschied zwischen allein und einsam ist. Außerdem sollten die Techniken von Charakter 1 gesammelt werden, die ihm helfen, sich weniger einsam zu fühlen.

Hinweis

- Da das Thema Einsamkeit ein sensibles Thema sein kann, sollte man den TN genug Raum und Verständnis entgegenbringen, wenn diese sich emotionaliert zeigen. Keine Wertung sollte stattfinden. Wertschätzung und Mitgefühl sind wichtig. Es sollte immer eine gewisse Zeit abgewartet werden, bis die TN sich wieder beruhigt haben.
    - „Ich kann mir vorstellen, wie schwer das für Sie ist.
    - „Es ist okay, dass Sie sich so fühlen."
- Wenn Emotionen zugelassen werden, sollte man dies immer wieder als Anstoß für die Diskussion nehmen und zurück in die Gruppe tragen.
    - Vielleicht gibt es jemanden in der Gruppe, der ähnliches erlebt hat?"
    - Was könnten denn Strategien sein, die uns aus so einem Gefühl helfen?"

Einsamkeit oder Alleinsein? V 2.2

„Wie ich eben schon erwähnt habe, ist das Thema heute Einsamkeit. Ich möchte hier gerne einmal von Ihnen erfahren, ob es Situationen in Ihrem Leben gibt, in denen Sie sich einsam fühlen? Wie fühlt sich Einsamkeit für Sie an? Wie spüren Sie Einsamkeit in Ihrem Körper?

Waren Sie auch schon einmal allein, aber nicht einsam? Wir möchten heute herausfinden, was genau der Unterschied ist. Und vor allem, wie wir aus einem negativen Einsamkeitsgefühl herauskommen, ohne Alkohol zu trinken. Es gibt viele Wege, aber jeder muss individuell einen ganz persönlichen Weg für sich entdecken. Haben Sie dazu erstmal Fragen?“

- „Herr ..., würden Sie beginnen? Was ist Ihrer Meinung nach Einsamkeit? Kennen Sie das Gefühl von Einsamkeit?“

Impulsfragen:

- „Was ist denn Alleinsein?“
- „Kann man auch allein sein, ohne sich dabei schlecht zu fühlen?“
- „Muss man sogar manchmal allein sein?“
- „Was sind Ihre Erfahrungen?“
- „Was wäre eine Definition von Einsamkeit?“
  - *Einsamkeit beschreibt das subjektive Gefühl einer Ungleichheit zwischen den gewünschten und den tatsächlich vorhandenen sozialen Beziehungen eines Menschen. Dies kann abhängig von der Menge der Kontakte sein, aber auch von der Qualität der Beziehungen.*
- „Gibt es eine positive Einsamkeit?“
  - *„Im Englischen gibt es das Wort „Solitude“, was eine positiv bewertete Einsamkeit bezeichnet. Hierbei wird sich oft auf Freiheits- und Autonomieerlebnisse bezogen, die vor allem in der Natur vorkommen.“*

Die TN dürfen sich hier gerne austauschen. Immer wenn das Gespräch etwas stagniert, kann die GL jemanden bitten bzw. freundlich nachfragen, ob dieser jemand etwas dazu sagen möchte. Zusammen können gegen Ende des offenen Austauschs die Beispiele bearbeitet werden.

Einsamkeit oder Alleinsein? Ü 2.2

Beispiel A:

Harald ist 67 Jahre alt und wohnt alleine. Er trifft sich zweimal in der Woche zum Kartenspielen mit seinen alten Arbeitskollegen. Neben dem Wocheneinkauf und regelmäßigen Arztbesuchen ist er viel zu Hause, da ihn seit einiger Zeit Hüftprobleme quälen. Tagsüber liest er gerne mal einen Krimi, probiert in der Küche immer mal wieder neue Gerichte aus, hat sein Arbeitszimmer zu einem Modellbauzimmer umgewandelt und am Abend schaut er gerne die Filme im Fernsehen.
Harald sagt, er sei zufrieden, wie sein Tag derzeit abläuft. Er ist trotz weniger Kontakte glücklich und tauscht sich bei den Kartenspielabenden mit seinen Bekannten über das aktuelle Weltgeschehen aus.

Beispiel B:

Bernd ist 62 Jahre alt und wohnt alleine. Seitdem er in Rente gegangen ist, hat er das Gefühl, jeder Tag sei gleich. Neben dem Wocheneinkauf und regelmäßigen Arztbesuchen ist er viel zu Hause. Tagsüber sieht er viel Fern, obwohl es nicht viel Interessantes zu sehen gibt, wie er meint. Die Stunden gehen nur langsam vorbei. Zu seinen alten Freunden und Kollegen hat er nicht mehr viel Kontakt, sie rufen ihn ja sowieso nicht häufig an. Er freut sich, wenn er beim Einkauf mal in ein Gespräch kommt. Sobald er wieder zuhause ist, fühlt er aber wieder eine Leere.

Beispiel A: beschreibt einen Mann, der zwar oft allein ist, dabei aber zufrieden wirkt.

Beispiel B: beschreibt einen Mann, der einsam und gelangweilt wirkt.

- „Welcher dieser Männer scheint mit seiner Situation zufriedener?"
- „Warum denken Sie ist dieser Mann zufrieden?"
- „Welche Methoden verfolgt er, um weniger einsam zu sein?"
- „Welche Methoden könnten wir benutzen, um weniger einsam zu sein?"
- „Welcher der Männer ähnelt Ihnen? Und welcher Mann wären Sie gerne?"
- „Kann man die Situation der Männer vergleichen?"
- „Empfindet jeder Mensch Einsamkeit gleich?"

Die folgende Grafik, die von der GL genutzt werden kann, um darzustellen, zeigt, dass Alleinsein und Einsamkeit zusammen auftreten kann aber auch getrennt werden können. Hier sollte auch erwähnt werden, dass Alleinsein auch sehr gut tun kann, Zeit zum Nachdenken gibt, Zeit gibt runterzukommen. Wenn man sich aber einsam fühlt, sollte man sich beschäftigen, Freunde anrufen, ein Hobby ausführen, etc.

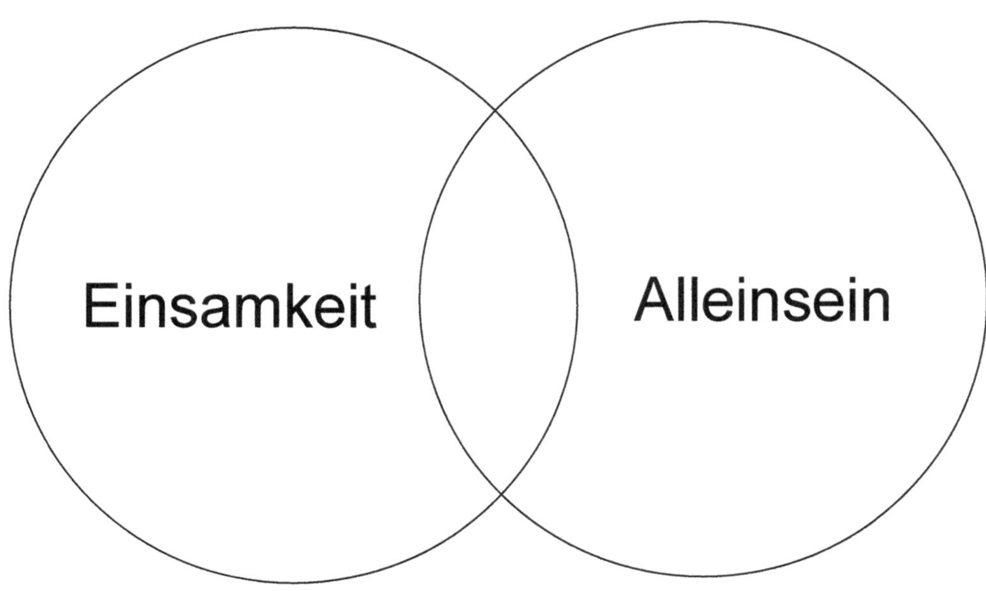

2.3 Stereotyp "Der starke Mann"

Ziele

Gemeinsam soll hinterfragt werden, ob Männer eine besonders einsame Gruppe sind. Die TN sollten ihren Umgang mit sozialer Isolation analysieren.

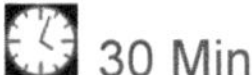 30 Min

Material

- AB 2.3 für jeden TN „Emotionsprotokoll"

Ablauf

Nachdem Einsamkeit besprochen wurde, sollte das Thema mit Männlichkeit verbunden werden. Die TN sollen zusammen überlegen, wie es kommt, dass Einsamkeit vor allem für Männer ein Thema ist. Das Emotionsprotokoll wird vorgestellt und Fragen werden beantwortet.

Hinweis

- Das Thema könnte in der Gruppe für Ärger und Emotionen sorgen. Die GL sollte probieren, das Geschehen immer wieder in eine konstruktive Richtung zu lenken.
- TN, die sich hier weniger äußern, sollten auch persönlich um ihre Meinung gebeten werden und einbezogen werden.

Stereotyp „Der starke Mann“ V 2.3

„Einsamkeit ist also etwas, was viele von uns kennen. Und doch scheint ein Faktor eher zu Einsamkeit zu führen – Männlichkeit.

Wir wollen also darüber sprechen, wie das Geschlecht Einsamkeit beeinflusst.

Impulsfragen:

- Was ist Ihrer Meinung nach männlich?
- Ist jemand männlicher, wenn er stark, groß, mutig, laut ist?
- Ist es auch männlich, sich zu trauen, Emotionen zu zeigen?
- Merken Sie manchmal, dass Sie etwas mit sich selbst ausmachen, anstatt es auszusprechen? Tut Ihnen das gut?
- Glauben Sie, dass männlich sein etwas mit Einsamkeit im Alter zu tun hat?
- Geht es Frauen im Alter anders?

Dieser Teil der heutigen Sitzung heißt sehr bewusst „Stereotyp „Der starke Mann““, denn oft sind die Bilder von Männlichkeit und Weiblichkeit in unseren Köpfen nur durch die Gesellschaft, die Medien, unsere Eltern, die aus einer anderen Generation stammen, geprägt. Sprüche wie „Ein Indianer kennt keinen Schmerz“ oder „Jungen weinen nicht“ geben vor, Männer müssten Ihre Gefühle zurückhalten.

Ich möchte Sie heute einmal dazu einladen, männliche Normen zu hinterfragen. Wir sind soziale Wesen und wünschen uns soziale Kontakte. Es kann helfen, wenn Sie das Bild eines „starken Mannes“ einmal fallen lassen und sich öffnen, wenn es Ihnen schlecht geht. Eigentlich haben Sie das auch schon bewiesen, indem Sie hier sind! Das ist besonders wichtig, weil Männer dazu neigen, Kontakte im Alter zu verlieren, weniger Kontakt zu suchen und somit weniger sozialen Austausch haben als Frauen. Dadurch ist das Risiko für Einsamkeit bei Männern erhöht.
Für die Zukunft ist es wichtig, dass Sie sich mit Ihren Emotionen auseinandersetzen, Konflikte bereinigen und sich an jemanden wenden, wenn es Ihnen schlecht geht. Einsamkeit kann zu negativen Emotionen führen, die uns alleine manchmal überwältigen.

Als Training dafür für Zuhause möchte ich Sie bitten, ein Emotionsprotokoll zu führen, indem Sie jeden Abend kurz aufschreiben, was Sie an diesem Tag gemacht haben, wie Sie sich gefühlt haben, vielleicht auch was für Gedanken Ihnen durch den Kopf gingen. Das Protokoll werden wir immer mal wieder zur Hand nehmen, sodass wir gemeinsam sehen können, was sich bereits verändert hat oder uns auffällt. Am Anfang fällt es schwer, ist vielleicht sogar lästig. Aber nach ein paar Tagen bis Wochen werden Sie merken, dass Sie sich selbst viel besser kennenlernen! Haben Sie dazu noch Fragen?“

Emotionsprotokoll AB 2.3

Was habe ich heute gemacht? **Datum:**

Mit wem habe ich heute gesprochen?

Was war das Schönste an meinem Tag?

Was ist mein Plan für morgen?

Wie habe ich mich heute gefühlt?

0 **10**

Wie positiv – negativ waren meine Gedanken heute?

0 **10**

Wie einsam habe ich mich heute gefühlt?

0 **10**

Wie drängend war mein Verlangen nach Alkohol heute?

0 **10**

Habe ich getrunken? Ja ○ Nein ○

Welche vorbeugenden Maßnahmen habe ich getroffen?

2.4 Einsamkeitsbewältigung

Ziele

Die GL erklärt die Triade Einsamkeit, Grübeln, Alkohol und wie man dieser entkommt.

20 Min

Material

- AB 2.4, mehrfach ausgedruckt
- Stifte

Ablauf

TN sollten durch vorherige Besprechung einen guten Einblick gewonnen haben, was Einsamkeit bedeutet. Die GL bietet nun noch einen psychoedukativen Überblick und kann Fragen beantworten. Die TN sollen mit Hilfe des AB 2.4 überlegen, wie sie den Einsamkeitszyklus durchbrechen können.

Hinweis

- Probieren Sie, einfache Worte zu verwenden.
- Lassen Sie ggf. Erfahrungen und Äußerungen der TN miteinfließen.
- Gerne können Sie auch eigene Techniken erklären.

Einsamkeitsbewältigung V 2.4

Psychoedukation

„Ich möchte nun die Zusammenhänge zwischen Gefühlen, Gedanken und unserem Verhalten besprechen und an welchen Ecken wir aktiv Einfluss auf diese Triade nehmen können.
Bei allem was wir tun, werden drei Teile von uns aktiv. Wenn wir uns gut fühlen, sind unsere Gedanken positiv und wir verhalten uns offen, sind zuversichtlich und probieren neue Dinge aus. *(Triade Gefühle – Gedanken – Verhalten aufmalen).*
Diese Zusammenhänge gibt es auch, wenn wir uns nicht gut fühlen und zum Beispiel einsam sind. Das **Gefühl** der Einsamkeit kann auch einen Einfluss auf unsere **Gedanken** haben. Wir denken dann vielleicht so etwas wie:
„Niemand will mit mir sprechen. Ich bin allen egal. Es nützt doch eh nichts, ich bleibe einfach zuhause."
Das wiederum kann unser **Verhalten** beeinflussen, sodass wir diesmal nicht fröhlich auf andere zugehen, sondern vielleicht ärgerlich reagieren oder uns zurückziehen, keine Aktivitäten mit Kontakten aufsuchen und somit die Einsamkeit wiederum verstärken. Einsamkeit ist ein unangenehmes Gefühl, das sehr lähmend sein kann. Manche Menschen nutzen im Umgang mit negativen Gefühlen die Strategie, Alkohol zu trinken. Kurzfristig fühlt man sich besser, vergisst die Einsamkeit oder wird in Gesellschaft selbstbewusster. Langfristig treibt man Menschen noch weiter weg von sich und beschäftigt sich nicht mit sich und einer gesünderen Lösung.

Das Ziel, dass wir mit dieser Triade aus Gefühlen, Denken und Verhalten und unserer Auseinandersetzung damit, erreichen wollen, ist ein anderes Verhalten anzuwenden. Gefühle und Gedanken sind schwer zu beeinflussen, Verhalten kann man aber aktiv steuern und die anderen beiden ziehen langsam nach. Bitte versuchen Sie nun einmal auf dem Arbeitsblatt aufzuschreiben, wie sich die Teile in den Dreiecken gegenseitig beeinflussen und wie man durch ein anderes Verhalten mögliche Veränderungen in Gedanken und Gefühlen sehen könnte.
Schreiben Sie ruhig mehrere Ideen auf!"

Angelehnt an Klein et al. (2020)

Den Kreislauf verändern AB 2.4

Welche Folgen hat dieser Kreislauf? Verringert sich die Einsamkeit?

Einsamkeit

Alkohol

Grübeln

Wie könnte ein neuer Kreislauf aussehen?

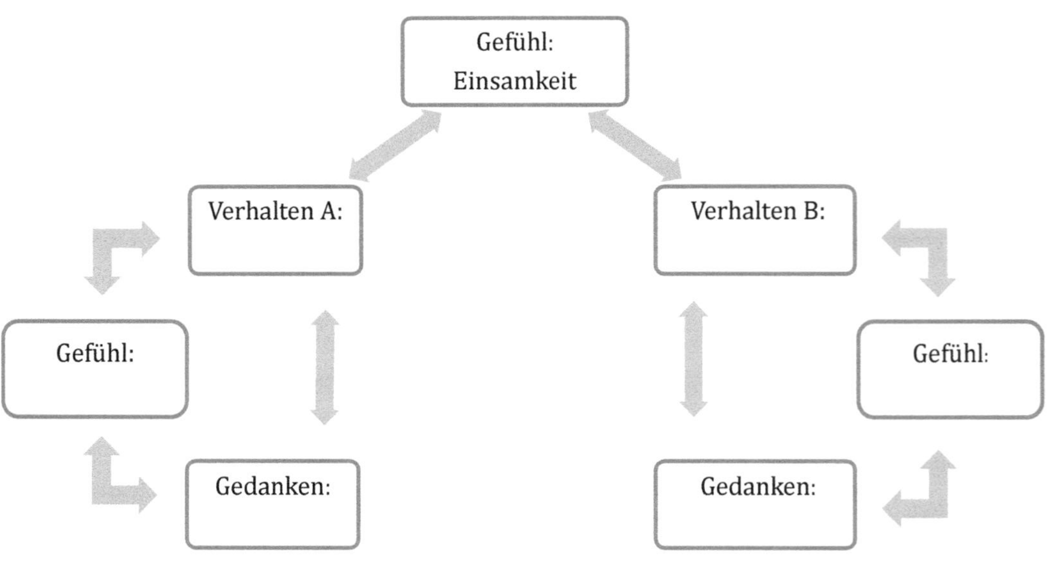

Angelehnt an Klein et al. (2020)

2.5 Die 4-6-8 Methode

Ziele

Die TN sollen erst bewusst ihren automatisch fließenden Atem beobachten und diesen danach für 5 Atemzüge mit Hilfe der 4-6-8 Methode kontrollieren.

5 Min

Material

- Protokollbogen A0 für interessierte TN
- Moderationskarten

Ablauf

Die GL lädt die TN dazu ein, sich bequem auf ihren Stuhl zu setzen und die Augen zu schließen. In der Übung soll die Atmung ganz bewusst beobachtet und dann kontrolliert werden. Die GL weist darauf hin, dass die TN versuchen sollen, sich ganz auf die Übung einzulassen. Falls es jemandem nicht gelingt, soll dieser sich ruhig verhalten, bis die Übung beendet ist.

Zum Schluss gibt es eine kurze Nachbesprechung.

Die 4-6-8 Methode V 2.5

„Wir wollen uns heute einmal mit unserer Atmung beschäftigen. Sie ist der einfachste und ein sehr direkter Weg, um auf unseren Körper, unsere Gedanken und unser Wohlbefinden einzuwirken. Erst werden wir den Atem in Ruhe beobachten, ohne ihn zu beeinflussen, dann werde ich die 4-6-8 Methode einleiten. Sie versuchen einfach das, was ich sage für sich umzusetzen und dabei zu entspannen.
Die 4-6-8-Methode kann nicht nur helfen zu entspannen, sie kann auch beruhigend wirken, wenn man Einschlafprobleme oder generelle Schlafstörungen hat. Die 4-6-8-Methode ist eine Erweiterung der tiefen Bauchatmung und hilft dabei, die ganze Lungenkapazität zu nutzen.

Dann beginnen wir.
Zuerst möchte ich Sie dazu einladen, sich bequem hinzusetzen und die Augen zu schließen. Gerne können Sie eine Hand auf Ihren Bauch legen. (5) Kommen Sie mit Ihrem Fokus zum Ende unserer Sitzung wieder zurück auf sich und Ihren Körper. (3) Versuchen Sie einmal, Ihren Atem zu beobachten (3), wie er ein- und ausfließt (3) und ganz ohne Hilfe Ihren Körper mit Sauerstoff versorgt. (5)
Wenn Sie möchten, können Sie das Ein- und Ausfließen der Luft begleiten, indem Sie beim Einatmen innerlich an das Wort „Ein“ und beim Ausatmen an das Wort „Aus“ denken. (10)
Genießen Sie das rhythmische Fließen des Atems und verfolgen Sie es noch ein paar Atemzüge lang. (10)

Nun möchte ich Sie einladen, bewusst Einfluss auf den Atem zu nehmen. (3) Versuchen Sie für 4 Sekunden durch die Nase einzuatmen und den Atem dann 6 Sekunden lang zu halten. (10) Zum Schluss atmen Sie langsam und beständig für 8 Sekunden durch den Mund aus. (10) Wiederholen Sie dies für 5 Atemzüge.“

Wenn alle TN deutlich 5 Mal ein und ausgeatmet haben, etwa nach 60 Sekunden:

„Dann kommen Sie langsam wieder zurück zu uns in den Raum und können die Augen wieder öffnen, wenn sie bereit sind.“

Wenn alle TN die Übung beendet haben, kann die GL einen Erfahrungsaustausch anregen:

- „Wie haben Sie die Übung erlebt?"
- „Wie ging es Ihnen vor der Übung, wie danach?"

2.6 Blitzlicht

Ziele

Das Blitzlicht dient der Reflexion der Sitzung und Ermittlung der TN-Zufriedenheit. Durch die Berücksichtigung der Meinungen der TN können in späteren Sitzungen deren Bedürfnisse besser einbezogen und sie zur weiteren Teilnahme motiviert werden.

 10 Min

Material

- AB 2.3 Emotionsprotokoll für Zuhause
- AB 2.4 für Zuhause
- ggfs. Stein und Blume

Ablauf

Die GL bittet um **Rückmeldungen** zur heutigen Sitzung und macht sich ggf. Notizen zu Verbesserungsvorschlägen und Wünschen der TN.
„Wie hat Ihnen die heutige Sitzung gefallen? Ich bitte jeden von Ihnen kurz zu sagen, wie Sie die heutige Sitzung erlebt haben, ob Sie insgesamt eher zufrieden oder unzufrieden damit sind, was Ihnen gefallen hat und was nicht."

Zum Schluss gibt die GL einen kurzen Überblick über **die Inhalte der nächsten Sitzung** und ermuntert die TN, die Übung zuhause auszuprobieren.

Variante

Die GL lässt nacheinander einen Stein und eine Blume rumgehen. Beim Stein bekommen TN die Impulsfrage „Was liegt mir schwer im Magen, wenn ich an die heutige Stunde denke?" gestellt, bei der Blume „Was hat mir heute gut gefallen?"

Hinweis

Die GL sollte Kritik annehmen („Danke für den Hinweis") und nicht versuchen sich zu rechtfertigen.

Rückmeldungen der VIKTOR Partnerstellen

Die Rückmeldungen der VIKTOR-Partner ergaben, dass je nach Gruppengröße und kognitiver Fähigkeiten der Teilnehmer die Umsetzung der Übung 2.4 „Einsamkeitsbewältigung" lange dauern kann. Versuchen Sie als Gruppenleitung bei Unverständnis der Teilnehmer, das Ruder in die Hand zu nehmen. Machen Sie entweder einen psychoedukativen Teil aus der Übung, in der Sie alternative Verhaltensweisen und deren Konsequenzen aufzeigen und mit den Teilnehmern diskutieren oder nehmen Sie ein Beispiel eines Teilnehmers auf und bearbeiten Sie dieses mit der Gruppe gemeinsam.
Achten Sie auch auf den grünen Kasten der Priorisierung zu Beginn der Sitzung oder weisen Sie auf den freien Austausch vor und nach den Sitzungen oder auf die Möglichkeit eines Einzelgesprächs hin.

Sitzung 3 - Achtsamkeit & Psychoedukation - Alkohol

Zeitübersicht

10 Min	1. Reflexion	Rückschau und Einführung
20 Min	2. Erfahrungen mit Alkohol	Psychoedukation
30 Min	3. Wozu trinke ich?	Verhaltensanalyse
20 Min	4. Genussmomente (im Alltag)	Achtsamkeitsübung
10 Min	5. Blitzlicht	Abschlussrunde
= 90 Minuten Zeitbedarf		

Materialien

- Präsentationsfolien/ Ausdrucke - Stifte für die TN - Uhr; Namensschilder - ggf. ein kleiner Ball, ein Stein und eine Blume	- Ggf. viele verschiedene Gegenstände, siehe Ü 1.6.1 - Moderationskarten - I 3.4.1 und AB 3.4.2 für jede/n TN

Priorisierung: Bei möglichen Schwierigkeiten beim Einhalten des Zeitplans, sollte die GL darauf achten, dass insbesondere die folgenden Einheiten bearbeitet werden:

- 3.2.2: Auswirkungen von Alkohol
- V 3.3: Wozu trinke ich?
- Ü 3.3: Vier-Felder-Schema

Gegebenenfalls bietet es sich an, die Sitzung auf 2 Termine auszuweiten, um eine tiefergehende Bearbeitung der Themen zu ermöglichen.

3.1 Reflexion

Ziele

Die TN erhalten einen Rückblick auf die letzte Sitzung und tauschen ihre Erfahrungen der letzten Woche untereinander aus. Dadurch wird auch der Einstieg in die neue Sitzung erleichtert.

 10 Min

Material

- Namensschilder, ggf. ein Ball
- Moderationskarten

Ablauf

Mit Hilfe von V 3.1 wird eine Zusammenfassung der letzten Sitzung präsentiert. Falls nötig, werden die Namensschilder verteilt. Anschließend gibt die GL einen Überblick über die heutige Sitzung.

Variante

Den TN soll auch in dieser Sitzung wieder genug Zeit für Austausch gelassen werden. Hierfür sind keine spezifischen Übungen vorgesehen; die GL sollte stets eine Balance anstreben, die zwischen dem Gewähren von Austausch und dem Lenken der Gruppe auf das Wesentliche pendelt.

Reflexion V 3.1

„Willkommen zurück! Schön, dass Sie da sind!"

Besprechung des Emotionsprotokolls und des Kreislaufs

„In der letzten Sitzung haben wir uns das Emotionsprotokoll angesehen und jeder von Ihnen hatte die Aufgabe, seine Emotionen und Gedanken in der letzten Woche etwas festzuhalten. Ich würde sagen, dass wir nun einmal reihum erzählen können, wie die letzte Woche für Sie war und dann nacheinander kurz unsere Erfahrungen mit dem Protokoll teilen. Falls Sie bis jetzt noch nicht viel an Ihrem Protokoll gearbeitet haben, möchte ich Sie bitten uns zu erklären, wieso es Ihnen schwerfällt.
Außerdem schauen wir uns einmal an, ob jemand von Ihnen einen Kreislauf im Alltag bemerkt hat und beobachtet hat, wie er diesen beeinflussen könnte."

Da die Motivation der TN hierbei etwas gering sein kann, ist es wichtig die Vorteile dieses Protokolls aufzuzeigen. Man kann außerdem die Aussagen von erfolgreicheren TN einbeziehen, umso eine Einsicht zu erzielen. Die TN sind freiwillig in der Gruppe, um einen Schritt in eine gesündere und glücklichere Zukunft zu machen. Dazu gehört aber auch, dass Sie annehmen und ausprobieren, was Ihnen als Übung vorgeschlagen wird.

- „Bitte versuchen Sie bis zum nächsten Mal ein paar Minuten am Tag Zeit frei zu räumen, um Ihren Tag noch einmal Revue passieren zu lassen."

TN, die sich Mühe geben das Protokoll auszufüllen, sollten lobende Worte erhalten.

- „Schön, dass Sie es bereits versuchen, ich kann Ihnen weiterhin nur anraten, das Protokoll möglichst täglich auszufüllen. Ich versichere Ihnen, dass Sie nach einer Weile merken, dass es guttut, sich selbst und den Tag besser zu beobachten."

Überblick über die heutige Sitzung

„In der heutigen Sitzung wird das übergreifende Thema noch mal die Selbstfürsorge sein, diesmal in Bezug auf Alkohol. Wir werden heute mehr erfahren über die Auswirkungen von Alkohol auf unseren Körper und unsere Psyche. Danach möchte ich gerne erfahren, in welchen Moment Sie selbst zum Alkohol gegriffen haben. Zum Schluss beenden wir die heutige Sitzung mit einer Entspannungsübung und dem Blitzlicht.

Gibt es dazu Fragen?"

3.2 Erfahrungen mit Alkohol

Ziele

Die TN teilen Erfahrungen mit Alkohol miteinander und erkennen, dass sie nicht alleine sind. Der Austausch hat auch einen edukativen Effekt, der durch die GL am Ende verstärkt aufgenommen wird.

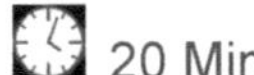 20 Min

Material

- Flipchart und Stifte
- 3.2.1 Faktenkarten zum Ausdrucken und Verteilen
- 3.2.2 Auswirkungen von Alkohol

Ablauf

Um den Einstieg zu erleichtern, zieht jeder TN eine Faktenkarte, die laut vorgelesen wird. Daraufhin wird von den GL der Austausch bzgl. dem Beschriebenen angeregt und auf der Flipchart werden die Erfahrungen gesammelt. Die Konsequenzen werden in körperlich, psychisch und sozial eingeteilt und durch die GL ggf. angefüllt.

Hinweis

- Da es sich um ein schambehaftetes Thema handelt, ist zu beachten, dass man nicht wertend, sondern verständnisvoll auf Aussagen reagiert (siehe **Gesprächsführung** (Miller & Rollnick, 2015))
- Um eine Gruppenunterhaltung aufrecht zu erhalten, ist es wichtig, die Beiträge immer wieder in die Gruppe zu leiten
  - „Haben die anderen TN so etwas schon mal erlebt?"
  - „Haben Sie schon einmal davon gehört (Herr ...)?"

- Sobald die Diskussion endgültig beendet ist, kann die GL unangenehme Pausen vermeiden und die psychoedukative Leitung übernehmen.

3.2.1 Faktenkarten zum Ausdrucken und Verteilen

Ab 65 Jahren sollte man nur noch ein kleines Glas Alkohol am Tag trinken (A. Kuerbis et al., 2014).

Ein hoher Konsum erhöht das Risiko, an einer Depression zu erkranken (Weyerer & Schäufele, 2017).

Ärzte fragen ältere Menschen häufig nicht nach ihrem Alkoholkonsum (DiBartolo & Jarosinski, 2017).

Alkohol wird oft getrunken um Schmerzen zu betäuben (A. Kuerbis et al., 2014).

Alkohol hat einen negativen Einfluss auf den Blutdruck, das Gehirn und die Organe (Lieb et al., 2008; Weyerer & Schäufele, 2017).

Obwohl viele Alkohol trinken, um besser schlafen zu können, verschlechtert sich der Schlaf erheblich unter Alkoholeinfluss (Oslin & Zanjani, 2016).

3.2.2 Auswirkungen von Alkohol

Körperliche Auswirkungen von Alkohol

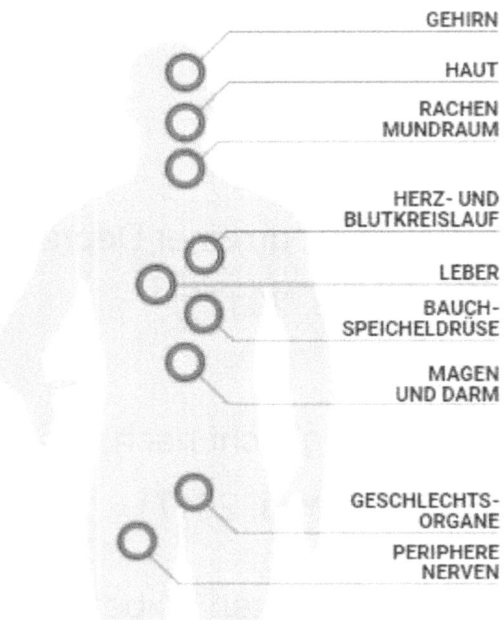

1. Verminderung der Konzentration, des Gedächtnisses und der Intelligenz (Schrumpfen des Gewebes & der Zellen)
2. Aufgedunsene Haut, „Knollennase“ (Erweiterung der Blutgefäße)
3. Chronische Entzündungen der Mundhöhle und Krebsgefahr
4. Bluthochdruck, Herzrhythmusstörung, Herzmuskelentzündungen
5. massive Schädigungen der Leber, Leberschwellungen, Entzündungen oder eine lebensbedrohliche Leberzirrhose
6. Entzündung und Funktionsstörung, Unverträglichkeiten (Alkohol)
7. Übelkeit, Erbrechen, Magenschleimhautentzündungen, Aufnahme von Mineralien und Vitaminen nicht mehr möglich
8. Sinken des Testosteronspiegels, Erektionsstörungen, Impotenz
9. Händezittern, Krämpfe

Quelle: https://www.kenn-dein-limit.de/alkohol/bodymap

Psychische Auswirkungen von Alkohol

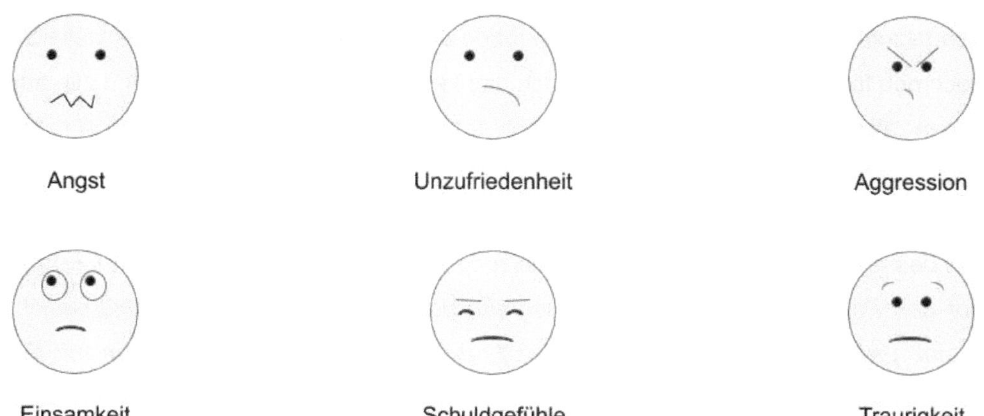

Soziale Auswirkungen von Alkohol

Familie	*Freunde*	*Hobbies*	*Alltag*

Enttäuschung Unfall Motivation

Schulden Konflikt

Ansteckung Misstrauen Vernachlässigung

Gewalt Rückzug

Verlust Verantwortung Ablehnung

Erfahrungen mit Alkohol V 3.2

Was merke ich an mir?

„Das Ziel ist einen Austausch Ihrer Erfahrungen entstehen zu lassen und herauszufinden, welche Konsequenzen Ihnen bereits bewusst sind und was vielleicht noch neu für Sie ist. Ich denke, dass sich hier keiner schämen muss, Sie sind alle aus einem ähnlichen Grund hier. Am Ende fasse ich gerne nochmal alles für Sie zusammen und erkläre noch Dinge, die unklar geblieben sind."

Um besser in das Thema der heutigen Sitzung einzusteigen, malt die GL einen Körper auf das Papier (Flipchart etc.) und schreibt daneben auf: physiologisch/körperlich, sozial, psychisch. Die Faktenkarten 3.2.1, die vorgelesen werden, werden mit der Gruppe besprochen. Die GL probiert alle gesammelten Konsequenzen in diese Kategorien einzuteilen.

- „Was sind denn Dinge, die Sie an sich bemerken, wenn Sie Alkohol trinken?"
- „Es gibt direkte Folgen, aber auch langfristige Konsequenzen. Können Sie welche nennen?"
- „Mit Hilfe des gezeichneten Körpers können wir mal alle Körperteile durchgehen, vielleicht fällt Ihnen hier (zeigen auf beliebigen Punkt) etwas ein?"

Sobald ausreichend Fakten gesammelt wurden, können die GL die Flipchart nutzen, um nochmal eine Zusammenfassung über die Konsequenzen des Alkoholtrinkens zu geben. Hierbei soll psychoedukativ eine leicht verständliche und umfassende Erklärung der Wirkung von Alkohol auf den Körper erzielt werden. Hierzu können die Informationen von 3.2.2 genutzt werden.

"Wenn wir Alkohol trinken, nehmen wir ein Nervengift zu uns. In geringem Maße erleben wir angenehme Konsequenzen, zum Beispiel, dass wir uns entspannter fühlen und redefreudiger werden. Trinken wir aber mehr und mehr, wird uns der Alkohol zum Verhängnis. Wenn Alkohol über einen längeren Zeitraum in größerem Maße getrunken wird, resultieren daraus viele gesundheitliche Beeinträchtigungen und auch psychisch fühlen wir uns schlechter. Ebenso kann Alkohol unser soziales Leben beeinflussen,

sobald wir unsere Lieben und Freunde und auch uns selbst vernachlässigen, weil uns das Suchtmittel wichtiger erscheint. Alkohol kann unser Leben vollkommen einnehmen, ein Ausweg scheint häufig unmöglich.
Sie sind alle aus dem gleichen Grund hier, nämlich, weil Sie weniger konsumieren wollen und sich, Ihrem Körper und Ihrer Zukunft damit etwas sehr Gutes tun möchten! Sie wollen wieder Kontrolle über Ihr eigenes Leben erlangen und selbst entscheiden wie sie Ihr Morgen gestalten!
Es ist klasse, dass Sie hier heute so offen über Ihre eigenen Erfahrungen sprechen können. Sie befinden sich bereits auf dem Weg dazu, sich besser zu verstehen und das Problem anzupacken.

Wie geht es Ihnen jetzt, nachdem wir die Fakten besprochen haben? Wenn Sie merken, dass das Gespräch über Alkohol ein Verlangen auslöst, lassen Sie uns drüber sprechen. Auch das ist sehr normal, für genau solche Momente wollen wir in Sitzung 5 auch einen Krisenplan entwickeln!"

(Wenn sich niemand meldet, kann man rundum ein kurzes Feedback einholen, aber niemand sollte gezwungen werden.
Verständnisvoll und beruhigend auf einzelne Sorgen eingehen, es soll nicht entmutigend wirken, diese Fakten zu besprechen, sondern für eine Wissensbasis sorgen und aufzeigen, dass es vielen in der Gruppe ähnlich geht!)

3.3 Wozu trinke ich?

Ziele

Die TN versuchen, Ihren eigenen Konsum zu hinterfragen, indem sie nach den Gründen suchen.

 30 Min

Material

- Ggf. Flipchart
- V 3.3
- I 3.3 und Tabelle ausgedruckt für jeden TN

Ablauf

Nachdem die TN ihre eigenen Erfahrungen geteilt und diskutiert haben, kann die GL es übernehmen, die Gründe des Konsums zu ermitteln. Die TN sollen herausfinden, aus welchen Gründen sie trinken, wie sie sich dabei fühlen und was die Konsequenzen sind. Dies wird mit der Verhaltensanalyse festgehalten. Ein Ausdruck der Tabelle wird verteilt und Fragen bzgl. der einzelnen Spalten werden geklärt.

Die TN haben 10-15 Minuten Zeit, die Tabelle auszufüllen. Die GL kann dann vorsichtig nachfragen, ob die TN soweit fertig sind oder ob es Probleme gibt. Wenn noch Lücken vorhanden sind, kann gemeinsam geschaut werden, ob man diese Lücken schließen kann.

Hinweis

Versuchen Sie, eine einfache Sprache zu gebrauchen sowie Ihre eigenen Erfahrungen einfließen zu lassen.
Machen Sie immer wieder deutlich, dass es hier kein richtig oder falsch gibt. Es ist eine persönliche Verhaltensanalyse, die TN entscheiden, wie sie diese ausfüllen. TN mit Bereitschaft dürfen ihre Analyse gerne kurz zusammengefasst vortragen.

Wozu trinke ich? V 3.3

"Sie sind hier, weil Sie gemerkt haben, dass Ihr Konsum außer Kontrolle geraten kann. Wir wollen jetzt gemeinsam die kurzfristigen und langfristigen Konsequenzen des Konsums in ein sogenanntes Vier-Felder-Schema bringen. Dies hilft oft zu sehen, dass sich der hohe Konsum vor allem langfristig nicht lohnt. Hierbei fällt uns auch auf, dass Alkohol auch positive kurzfristige Effekte haben kann, die oft der Grund sind, weshalb wir weiterhin Alkohol trinken. Genau hier gilt es, eine Alternative zu finden, um einen ähnlichen Zustand zu erreichen und dem Alkohol den Rücken zuzukehren."

Gemeinsam werden am Flipchart kurzfristige und langfristige, negative und positive Folgen des Konsums gesammelt. Die kurzfristigen und langfristigen negativen Folgen überwiegen normalerweise, sodass eine Konfrontation mit den Folgeschäden erfolgt.

Nachbesprechung:

- Aus Interesse, trinken Sie derzeit noch? Trinken Sie schon länger nicht mehr?
- Welcher Punkt überzeugt Sie hier am meisten aufzuhören?
- Hilft Ihnen dieses Schema, Ihr Verhalten und Ihren Konsum besser zu verstehen?
- Wie denken Sie über die Konsequenzen? Die kurzfristigen und langfristigen?
- ...

Um nun etwas Abstand zu dem Thema zu gewinnen und die Runde positiv zu beenden, wollen wir nun noch eine Achtsamkeitsübung machen."

Vier-Felder-Schema Ü 3.3

Konsequenzen des Konsums

Kurzfristige negative Folgen:	Kurzfristige positive Folgen:
Langfristige negative Folgen:	Langfristige positive Folgen:

3.4 Genussmomente

Ziele

Die TN machen sich Quellen des eigenen Wohlbefindens bewusst und lenken ihre Aufmerksamkeit auf angenehme Momente. Durch den Austausch können sie neue Ideen bekommen, wie sie selbst positive Gefühle herbeiführen können.

15 Min

Material

- Protokollbogen A0 für interessierte TN
- Moderationskarten

Ablauf

Die GL lädt die TN dazu ein, in Gedanken einen Spaziergang durch ihre Stadt oder ihre Wohnung zu machen. Die TN notieren sich schöne Eindrücke und teilen diese mit der Gruppe (siehe Ü 3.4).

Wie auch bei den Arbeitsblättern kann die GL hinzufügen, dass die Karten nicht von ihr eingesammelt werden. Es steht den TN frei, welche Aspekte sie in der Gruppe teilen möchten.

Hinweis

Wenn das Thema Alkohol aufkommt, sollte die GL direkt empathisch von diesem Thema weglenken, sodass die TN keine unnötige Versuchung verspüren.

Genussmomente Ü 3.4

Einleitung

„Ich gebe jetzt jedem von Ihnen eine Karte. (*leere Moderationskarten verteilen*) Machen Sie nun bitte in Gedanken einen Spaziergang im Freien oder auch durch Ihre Wohnung, auf jeden Fall hier in (*Wohnort*). Sammeln Sie dabei schöne Momente, Eindrücke und Aktivitäten und schreiben Sie diese bitte auf die Karte." (*ca. 5-10 Minuten Zeit zum Sammeln lassen*)

Austausch und Diskussion

- „Was ist Ihnen bei diesem gedanklichen Spaziergang in den Sinn gekommen?" *(alle vorlesen lassen)*
- „Was fiel Ihnen beim Sammeln der schönen Momente, Eindrücke und Aktivitäten auf?"
- „Was haben Sie besonders genossen? Finden Sie in den Äußerungen der anderen TN vielleicht einen noch schöneren Moment? Welchen?"
- „Was macht diesen Moment für Sie so angenehm?"
- „Was können Sie machen, um so angenehme Momente selber herbeizuführen?"
- „Mit welchem Sinn haben Sie die Eindrücke vorrangig wahrgenommen: Sehen, Hören, Riechen, Schmecken oder Tasten? Wie könnten Sie beim nächsten Mal weitere Sinne bewusst aktivieren?"
- „Wie können Sie die Erfahrungen aus dieser Übung in Ihrem Alltag nutzen?"

Fazit

„Sie können sich selbst im Alltag etwas Gutes tun, indem Sie sich angewöhnen, ganz bewusst auf schöne Momente zu achten. Darüber hinaus können Sie solche Momente auch aktiv einplanen. Wenn Ihnen Ideen der anderen besonders gut gefallen haben, probieren Sie diese doch auch einmal aus!"

Einladung zum Genießen | 3.4

Gesund genießen ist erlaubt

In unserer Kindheit haben wir oft gelernt, dass man nicht zu viel von der Schokolade essen oder sparsam mit der lustig schäumenden Seife umgehen soll. Aber heute sind die Zeiten anders und man braucht kein schlechtes Gewissen zu haben, etwas zu genießen. Solange uns etwas nicht schadet und wir es genießen, warum sollte man sich dabei dann zurückhalten? Es ist wichtig, auf seinen Körper zu hören und Dinge, die er nicht genießt zu meiden, während Dinge, die ihm guttun, gerne genossen werden dürfen. Genuss und Lebensfreude sind kein Luxus, sondern stehen jedem zu!

Achten Sie darauf, was Ihnen guttut

„Was dem einen sin Uhl, ist dem anderen sin Nachtigall", hieß es früher. Jeder hat seine eigenen Vorlieben und über Vorlieben lässt sich nicht streiten. Genuss ist auch eine Geschmackssache. Aber nicht alles, was man mag, tut einem auch gut (z. B. übermäßiges Rauchen oder sehr fettiges Essen), und mit manchem macht man sich zudem keine Freunde (z. B. übermäßiges Trinken von Alkohol), was dann auch nicht gut für einen selbst ist. Auf Dauer sind in solchen Fällen Einschränkungen besser als das kurzfristige Wohlbefinden und Sie sollten sich dann andere Genussquellen suchen.

Genießen braucht Zeit

Genießen kann man nicht unter Zeitdruck „mal eben schnell". Um wirklich genießen zu können, muss man sich bewusst die Zeit dazu nehmen. Andererseits gibt es kurze genussvolle Momente, z. B. ein freundliches Lächeln, Vogelgesang, ein paar nette Worte. Man muss nur auf solche Gelegenheiten achten.

Genießen geht nicht nebenbei

Um richtig genießen zu können, muss man die passende Situation aufsuchen oder schaffen und seine Aufmerksamkeit ungeteilt auf den Gegenstand oder die Situation richten. Ablenkungen oder Störungen sollten nach Möglichkeit beseitigt werden, andere Tätigkeiten oder Gedanken müssen so lange warten.

Erfahrung fördert den Genuss

Manchmal ist der Genuss besonders hoch, wenn mehreres zusammenkommt (z. B. ein bestimmtes Getränk zu einem bestimmten Essen oder ein bestimmtes Essen in einer bestimmten Situation). Was zusammen „gehört", ist von Person zu Person verschieden und darauf kann man gezielt achten – oder bewusst Neues ausprobieren. Manchmal kann auch etwas bei einer bestimmten Temperatur seinen Geschmack besonders gut entfalten, z. B. ein Käse oder Schokolade. Darauf zu achten, kann auch die Vorfreude steigern und damit den Genuss besonders erhöhen.

Weniger kann mehr sein

Manches wird dann besonders genossen und gewinnt an „Wert", wenn man es länger nicht hatte, z. B. der erste sonnige Frühlingstag oder der erste Zimtstern im Winter. Ein Stück Schokolade, das man sich „auf der Zunge zergehen lässt", führt zu höherem Genuss als das schnelle, achtlose Vertilgen einer ganzen Tafel Schokolade. So kann zeitweiliger Verzicht den Genuss von Alltäglichem steigern.

Genuss ist alltäglich

Genuss-Situationen müssen nicht unbedingt gezielt herbeigeführt werden. Häufig sind es die unerwarteten, sich spontan ergebenden, zufälligen Gelegenheiten, die als sehr genussvoll erlebt werden können – wenn man sie erkennt und nutzt. Ein wenig nach dem Motto „Feste soll man feiern wie sie fallen".

Hinzu kommt, dass jedem eine Reihe von Alltäglichkeiten geläufig sind, die er schon als genussvoll erlebt hat. Dazu sind keine außerordentlichen Ereignisse nötig. Man kann es sich angewöhnen, auf solche Momente und Ereignisse bewusst zu achten.

Quelle: Klein et al. (2020)

3.4.1 Genuss im Alltag

Ziele

Die TN machen sich weitere Quellen für eigenes Wohlbefinden in Ihrem Alltag bewusst und wenden die in der Sitzung gelernte Übung zu Hause an.

5 Min

Material

- I 3.4 und AB 3.4.1 ausgedruckt für jede/n TN

Ablauf

Die GL erklärt die Anregung für die kommende Woche und teilt den TN AB 3.4.1 aus, sowie I 3.4.

„Wenn Sie möchten, können Sie zu Hause oder unterwegs weitere schöne Momente, Eindrücke und Aktivitäten sammeln und diese auf das Blatt schreiben. So können Sie eine immer weiterwachsende Sammlung an angenehmen Eindrücken und Aktivitäten anlegen. Das können ganz kleine Dinge sein, wie der Geruch von einem duftenden Kaffee am Morgen, warme Sonnenstrahlen auf der Haut oder der Anblick vorbeiziehender Wolken am Himmel. Vielleicht gewöhnen Sie es sich sogar an, Verwöhnzeiten im Alltag einzuplanen.“

Quelle: Klein et al. (2020)

Genuss im Alltag AB 3.4.1

Sammeln Sie zu Hause oder unterwegs weitere schöne Momente, Eindrücke und Aktivitäten. Das kann der Geruch von einem duftenden Kaffee am Morgen sein, warme Sonnenstrahlen auf der Haut oder der Anblick vorbeiziehender Wolken am Himmel. Vielleicht gewöhnen Sie es sich sogar an, für sich „Verwöhnzeiten" im Alltag einzuplanen.

Meine Genussmomente:

1. ______________________________
2. ______________________________
3. ______________________________
4. ______________________________
5. ______________________________
6. ______________________________
7. ______________________________
8. ______________________________
9. ______________________________
10. ______________________________

3.5 Blitzlicht

Ziele

Das Blitzlicht dient der Reflexion der Sitzung und Ermittlung der TN-Zufriedenheit. Durch die Berücksichtigung der Meinungen der TN können in späteren Sitzungen deren Bedürfnisse besser einbezogen und sie so zur weiteren Teilnahme motiviert werden.

 10 Min

Material

- ggfs. Stein und Blume

Ablauf

Die GL bittet um **Rückmeldungen** zur heutigen Sitzung und macht sich ggf. Notizen zu Verbesserungsvorschlägen und Wünschen der TN.
„Wie hat Ihnen die heutige Sitzung gefallen? Ich bitte jeden von Ihnen kurz zu sagen, wie Sie die heutige Sitzung erlebt haben, ob Sie insgesamt eher zufrieden oder unzufrieden damit sind, was Ihnen gefallen hat und was nicht."

Zum Schluss gibt die GL einen kurzen Überblick über **die Inhalte der nächsten Sitzung** und ermuntert die TN, die Übung zuhause auszuprobieren.

Variante

Die GL lässt nacheinander einen Stein und eine Blume rumgehen. Beim Stein bekommen TN die Impulsfrage „Was liegt mir schwer im Magen, wenn ich an die heutige Stunde denke?" gestellt, bei der Blume „Was hat mir heute gut gefallen?"

Hinweis

Die GL sollte Kritik annehmen („Danke für den Hinweis") und nicht versuchen sich zu rechtfertigen.

Rückmeldungen der VIKTOR Partnerstellen

Rückmeldungen der Partnereinrichtungen enthielten den Punkt, dass vielen Teilnehmern die Konsequenzen auf Körper, Psyche und von Alkohol bereits bewusst seien. Da man nicht davon ausgehen kann, dass alle Teilnehmer einer Gruppe auf dem gleichen Wissensstand sind, blieben die Übungen 3.2 und 3.3 aufgrund der wichtigen Inhalte unverändert. Überprüfen Sie das Wissen der Teilnehmer ein wenig, da es sein kann, dass Teilnehmer das Thema auch aufgrund von Scham und Schuldgefühlen umgehen möchten. Stimmt es, dass die Folgen des Konsums bewusst sind, gehen Sie mehr darauf ein, was die individuellen Gründe für den Wunsch der Konsumreduktion der Teilnehmer sind und diskutieren Sie die Vorteile der Abstinenz im Hinblick darauf.
Lassen Sie die Teilnehmer für den Moment festhalten, wie ihre Motivation auf einer Skala einzuordnen wäre. Was würde noch fehlen um die 10 zu erreichen?

1 2 3 4 5 6 7 8 9 10

Achten Sie auch auf den grünen Kasten der Priorisierung zu Beginn der Sitzung oder weisen Sie auf den freien Austausch vor und nach den Sitzungen oder auf die Möglichkeit eines Einzelgesprächs hin.

Inhalte der nächsten Sitzung und Verabschiedung V 3.5.1

„Abschließend möchte ich Ihnen noch einen kurzen Ausblick auf die nächste Sitzung geben. Der Schwerpunkt wird dann auf dem Thema Ressourcen und deren Aktivierung liegen. Diese sollen helfen, eine Alternative zum Alkohol zu bieten. Außerdem werden wir das Thema Achtsamkeit weiterführen.

Vielleicht probieren Sie bis dahin zu Hause ab und zu mal eine Entspannungs- oder Achtsamkeitsübung aus.

Es wäre schön, wenn Sie meine Anregung umsetzen würden, in den nächsten Tagen sich selbst und Ihre Umwelt mit offenen Sinnen wahrzunehmen und Genussmomente zu sammeln. Denken Sie bitte auch daran dieses Blatt in der nächsten Sitzung mitzubringen.

Ich würde mich freuen Sie alle in der nächsten Sitzung am kommenden (*Wochentag*) hier um (*Uhrzeit*) wieder zu sehen. (ggf: ‚Wenn jemand von Ihnen dann abgeholt oder zurückgefahren werden möchte, geben Sie mir bitte rechtzeitig Bescheid.‘). Die nächste Sitzung wird bis etwa (*Uhrzeit nennen*) dauern.

Ich wünsche Ihnen noch einen schönen Tag! Bis zum nächsten Mal!“

Sitzung 4 - Ressourcenaktivierung & Selbstmanagement

Zeitübersicht

10 Min	1. Reflexion	Rückschau und Einführung
25 Min	2. Ressourcenfindung	Ressourcen
25 Min	3. Ressourcenaktivierung	Ressourcen
20 Min	4. Mein Ruhebild	Achtsamkeitsübung
10 Min	5. Blitzlicht	Abschlussrunde
= 90 Minuten Zeitbedarf		

Materialien

- Präsentationsfolien/ Ausdrucke
- Stifte für die TN
- Uhr; Namensschilder
- ggf. ein kleiner Ball, ein Stein und eine Blume
- Bunte Moderationskarten, Nadeln/Klebeband
- I 4.2 und AB 4.3.1 & 4.3.2 für jede/n TN

Priorisierung: Bei möglichen Schwierigkeiten beim Einhalten des Zeitplans, sollte die GL darauf achten, dass insbesondere die folgenden Einheiten bearbeitet werden:

- 4.4: Mein Ruhebild

Gegebenenfalls bietet es sich an, die Sitzung auf 2 Termine auszuweiten, um eine tiefergehende Bearbeitung der Themen zu ermöglichen.

4.1 Reflexion

Ziele

Die TN erhalten einen Rückblick auf die letzte Sitzung und tauschen ihre Erfahrungen der letzten Woche untereinander aus. Dadurch wird auch der Einstieg in die neue Sitzung erleichtert.

 10 Min

Material

- Namensschilder, ggf. ein Ball
- Moderationskarten

Ablauf

Nachdem sich alle eingefunden haben, beginnt die GL die heutige Sitzung. Mit Hilfe von V 4.1 wird ein Rückblick auf die letzte Sitzung gegeben und nachbesprochen. Anschließend gibt die GL einen Überblick über die heutige Sitzung.

Variante

Den TN soll auch in dieser Sitzung wieder genug Zeit für Austausch gelassen werden. Hierfür sind keine spezifischen Übungen vorgesehen; die GL sollte stets eine Balance anstreben, die zwischen dem Gewähren von Austausch und dem Lenken der Gruppe auf das Wesentliche pendelt.

Reflexion V 4.1

„Willkommen zurück! Schön, dass Sie da sind!"

Genussmomente im Alltag

„In der letzten Sitzung haben wir über Genuss gesprochen und Sie sollten zuhause nach Genussmomenten Ausschau halten. Gehen wir doch einmal durch, was für Genussmomente Sie gesammelt haben. Ist es jemandem schwergefallen, Situationen oder Ereignisse als einen Genussmoment zu identifizieren? Haben Sie gemerkt, dass Sie aufmerksamer waren, um Ihre Umgebung besser zu beobachten?"

Das Thema Ressourcen

„Ressourcen – Was ist das eigentlich? Kennt jemand diesen Begriff und was könnte damit gemeint sein?" (In der Gruppe fragen, wer den Begriff schon einmal gehört hat und am Ende erklären/ zusammenfassen).

„Ressourcen können letztlich Dinge sein, die wir tun oder die wir sind und die uns Kraft, Energie und Freude bereiten. Dank unserer persönlichen Ressourcen gehen wir leichter durchs Leben, wenn sie uns bewusst sind und wir sie aktiv nutzen. Es können Unternehmungen und kleine Alltagsmomente sein, die uns glücklich und zufrieden stimmen oder aber auch persönliche Eigenschaften, wie eine positive Sichtweise oder das Übernehmen von Verantwortung für etwas, was uns wichtig ist.
Neben den eigenen Stärken wollen wir uns heute aber vor allem den Aktivitäten und Dingen, die wir aktiv tun können, widmen. Vielleicht helfen ja unsere Genussmomente, um unsere Ressourcen zu finden."

4.2 Ressourcenfindung

Ziele

Durch die Besprechung der Ressourcen in der Gruppe sollen neue oder alte positive Beschäftigungen (re-)aktiviert werden.

25 Min

Material

- Ressourcenkarten, A8 4.2
- Moderationskarten
- Flipchart und Stifte

Ablauf

Nach der Erläuterung, was Ressourcen sind können eigene Ressourcen genannt und angegangen werden. Die Ressourcenkarten, die ausgeteilt werden können, können die Sammlung von Ideen erleichtern. (Siehe Rückmeldungen der Partnerstellen nach 4.5)

Hinweis

In dieser Sitzung beschäftigt sich die Gruppe mit Ressourcen und angenehmen Aktivitäten sowie möglichen Hindernissen und Lösungsideen für die (Wieder-) Aufnahme von diesen. Dabei gibt es einige typische Barrieren, die immer wieder in den Gruppen von TN genannt werden, sowie einige Motive oder Kategorien, die Hinweise für Lösungsideen liefern können.
Nachfolgend finden Sie zunächst einige Beispiele von Hindernissen mit Reaktionsmöglichkeiten für Sie als GL.

Krankheit
„Früher war ich viel unterwegs, aber jetzt fällt mir schon das Gehen schwer."

➔ „Das ist natürlich keine schöne Situation, aber können Sie uns näher beschreiben, was Sie genau vermissen? (Ist es die Bewegung, der Kontakt zu anderen, sind es neue Eindrücke oder noch etwas anderes?")

Mobilität (eigene und von anderen)
„Ich habe ja nicht einmal einen Führerschein."

➔ „Ohne Führerschein oder Auto ist man wirklich nicht so flexibel. Was sagen denn die anderen dazu? Welche Erfahrungen haben Sie mit öffentlichen Verkehrsmitteln oder auch anderen Möglichkeiten der Fortbewegung gemacht?"

Früher ging ich immer mit einer Freundin Tennis spielen, aber das schafft sie körperlich schon lange nicht mehr."

➔ „Das ist sehr schade. Was fehlt Ihnen denn am meisten?" (Vermissen Sie die regelmäßig gemeinsam verbrachte Zeit oder würden Sie gerne wieder Sport treiben und das geht nicht ohne Übungspartner?")

Finanzen
„Ich habe nur eine kleine Rente und kann mir kaum etwas leisten.“

- ➔ „Ja, da hat man weniger Optionen, aber auch ohne oder mit nur sehr wenig Geld kann man so einiges unternehmen. Welche kostenlosen oder günstigen Angebote gibt es in Ihrer Nähe? Was denken die Anderen?“

Bequemlichkeit
„Früher war das viel einfacher.“

- ➔ „Was genau war einfacher? Was macht es heute so kompliziert?“

(Partner-)Verlust
„Das geht nicht mehr, weil es mich zu sehr an meinen Partner erinnert.“

- ➔ „Es ist verständlich, dass die Erinnerung schmerzhaft sein kann. Wenn es Sie zu sehr belastet, könnten Sie sich vorstellen mit etwas anderem neue schöne Erinnerungen zu schaffen? Vielleicht kann Ihnen die Gruppe weiterhelfen.“

Mangelnder Antrieb oder Niedergeschlagenheit
„Ich würde gerne etwas machen, aber ich kann mich einfach nicht aufraffen.“

- ➔ „Kennen das die anderen auch? Wie gehen Sie damit um? Was hilft Ihnen in solchen Momenten?“

Ggf. kann die GL hier darauf hinweisen, möglichst kleinschrittig anzufangen und sich nicht zu viel auf einmal zuzumuten. Feste Termine oder der Einbezug von Vertrauenspersonen die nachfragen, wenn man z. B. nicht zu einer Sitzung erscheint, können auch hilfreich sein. Vielleicht haben die TN in der Vergangenheit auch die Erfahrung gemacht, dass es Ihnen nach einer Aktivität besser ging als vorher, obwohl sie eigentlich keine Lust hatten, etwas zu unternehmen.
Viele der vorgeschlagenen Nachfragen zielen darauf ab, die Motive oder Kategorien für eine Tätigkeit herauszufinden. Ist dies gelungen, kann den TN leichter eine passende Alternative vorgeschlagen werden.

Wenn möglich, sollten die TN von selbst auf Ideen kommen und anschließend, wenn notwendig, durch die Karten ergänzt werden.

Angelehnt an Klein et al. (2020)

Ressourcenfindung V 4.2

Ressourcen entdecken

„Heute interessieren uns eigene Stärken, die Ihnen durch schwere Zeiten geholfen haben und auch Aktivitäten, die für Sie eine Ressource sein könnten.

Zuerst beginnen wir mit ein paar Denkanstößen, die helfen sollen, über eigene Interessen, Stärken und Wünsche nachzudenken, aus denen wir Energie ziehen können.

Das Ziel ist, dass wir eine große Sammlung von schönen Beschäftigungen und Eigenschaften erstellen.

Danach wollen wir uns noch konkreter mit Aktivitäten auseinandersetzen, die Sie theoretisch heute noch umsetzen könnten und die vielleicht bereits heute einen positiven Einfluss auf Ihre Stimmung haben werden.

Neben Ihren eigenen Ideen habe ich hier eine Liste von Aktivitäten, mit der ich ergänzend helfen kann.

Vielleicht hilft es auch an die Zeit zu denken, in welcher Sie keinen Alkohol getrunken haben? Was hat Sie damals gut beschäftigt und eventuell sogar geholfen, für eine Weile weniger zu trinken?“

Allein oder mit Anderen

„Ich würde mir außerdem wünschen, dass wir uns Tätigkeiten widmen, die man mit Freunden machen kann, also Gruppenaktivitäten, aber auch Dinge, die man alleine machen kann und die einem auch ohne soziale Kontakte Freude bereiten.

Herr ..., möchten Sie einmal anfangen? Entweder aus Ihrer eigenen Idee oder mit Hilfe der Karte in Ihrer Hand.“

Ressourcenkarten (zum zurechtschneiden)

Unvergesslich schön war für mich...

Welche Tätigkeiten & Untätigkeiten erfüllen mich?

Das würde ich gern wiederholen / nochmals erleben...

Hätte ich 3 Leben, was würde ich in jedem einzelnen tun?

Was probiere ich gerade Neues?

Was kann ich mir heute Gutes tun?

Ich bin fasziniert von...

Was war für mich eine echte Hilfe und Unterstützung?

An welcher schwierigen Aufgabe bin ich gewachsen?

Was gibt mir Willen und Zuversicht?

Motiv oder Kategorie	Beispiele
Kreativität	- Tüfteln/basteln/handarbeiten - Ein neues oder besonderes Gericht zubereiten - Sich künstlerisch betätigen
Körperliche Aktivitäten	- Fahrrad fahren - Schwimmen gehen - Spaziergang/ Walking/ Fitnessstudio
Selbstfürsorge	- Am Wochenende ausschlafen - Etwas Schönes für sich kaufen - Zum Friseur gehen - Hand und/oder Fußpflege
Alltägliche Erledigungen	- Auf- oder umräumen - Die Post erledigen
Geselligkeit	- Zu einer Tanzveranstaltung gehen - In einem Verein aktiv sein, Ehrenamt - Im Café etwas trinken - Freunde/Bekannte/Verwandte treffen
Natur	- In den Park/Zoo gehen, Spazieren - Leute/Tiere/Natur beobachten - Angeln gehen - Wandern, Ausflüge machen - Gärtnern, Pflanzenkunde
Kultur	- Ausstellung/ Museum besuchen - In den Zirkus gehen - Ins Konzert oder Theater gehen
Hobby/ Sonstiges	- Singen (im Chor oder alleine) - Puzzle/Kreuzworträtsel lösen - Lesen (Zeitung, Zeitschriften, Bücher, Gedichte) - In der Stadt bummeln

Liste zur Ideenunterstützung seitens der GL

Angelehnt an Klein et al. (2020)

4.3 Ressourcenaktivierung

Ziele

Die Auseinandersetzung mit den Hindernissen hilft den TN, diese letztendlich zu überwinden und eine Ressource nutzen zu können.

 25 Min

Material

- AB 4.3.1 und 4.3.2

Ablauf

Nachdem Ressourcen gesammelt wurden, liegt der Fokus nun darauf, zu erkennen, was den TN noch fehlt, um die Ressourcen in Angriff zu nehmen. Hierfür wird das AB 4.3.1 Ressourcenaktivierung genutzt. Außerdem wird der Wochenplan 4.3.2 mitgegeben, den die TN zuhause mit positiven Erlebnissen und Tätigkeiten füllen können.

Hinweis

Hier ist es wichtig, dass sich die GL motivierend und proaktiv einbringt. Die TN könnten viele Hindernisse sehen, manchmal auch berechtigt auf Grund von Alter oder Immobilität. Trotzdem gibt es immer Aktivitäten, die dem Einzelnen helfen können. Wichtig ist, dass auch Ressourcen gesammelt werden, die alleine, also unabhängig von anderen Menschen, helfen, sich weniger einsam zu fühlen.

Ressourcenaktivierung V 4.3

„Nachdem nun jeder von Ihnen ein paar Ressourcen gefunden hat, ist jetzt die Frage, wieso haben Sie diese bis heute noch nicht oder zu wenig genutzt? Was hat Sie gehindert?"

Was hindert mich?

„Um das herauszufinden, füllen wir jetzt eine Tabelle aus, die Sie auch gerne mit nach Hause nehmen können um sich weitere Gedanken dazu zu machen.
Falls Sie aktiv werden möchten und die Ressource so schnell wie möglich zugänglich machen wollen, können Sie sich gerne informieren, wo man diese Tätigkeit in Ihrer Umgebung verfolgen kann."

Veränderung auch Zuhause

„Außerdem gebe ich Ihnen auch einen Wochenplan mit, in den Sie angenehme Aktivitäten schreiben können. Diese können geplant oder ganz spontan passieren, seien Sie einfach aufmerksam, was Positives um Sie herum passiert. Planen Sie aber auch eine schöne Unternehmung, verabreden Sie sich oder gönnen Sie sich einen Verwöhnmoment. Ich würde mich freuen, wenn Sie diesen Wochenplan immer mal wieder mitbringen und weiterhin fortführen würden, sodass wir Ihnen bei Schwierigkeiten helfen können."

Gemeinsam Ressourcen erleben

„Hierbei möchte ich Sie auch darauf hinweisen, dass die Möglichkeit besteht, dass wir am Ende der Intervention einen gemeinsamen Ausflug organisieren. Auch hierfür wäre es schön, wenn Sie sich bereits zuhause Gedanken machen, wie wir gemeinsam unsere Ressourcen nutzen können. Es sollte finanziell für alle möglich sein und wir sollten auch im Hinterkopf haben, dass alle TN diese Aktivität gut erreichen können und gesundheitlich dazu in der Lage sind."

„Gibt es noch Fragen?
Zum Abschluss machen wir noch eine Entspannungsübung."

AB 4.3.1 Ressourcenaktivierung

Tätigkeit, die ich gerne machen würde/ gemacht hätte	Hindernisse	Lösungsideen und/oder Alternativen

AB 4.3.2 Angenehme Aktivitäten - Wochenplan

Montag	Dienstag	Mittwoch	Donnerstag	Freitag	Samstag	Sonntag

4.4 Mein Ruhebild

Ziele

Die TN lernen das Ruhebild als Erweiterung der PME kennen.

20 Min

Material

- Protokollbogen A0 für interessierte TN

Ablauf

Die GL erläutert den TN die Funktion des Ruhebildes und bittet jeden TN, sich eine Szene seiner Wahl zu überlegen. Es kann in den nächsten Wochen als Vertiefung der PME genutzt werden und/ oder in emotional belastenden Situationen von den TN eigenständig durchgeführt werden.

„Ich möchte Sie für diese Übung zunächst bitten, in sich zu gehen und an eine Szene zu denken, die Sie mit Entspannung verbinden. Am besten wäre es, wenn Sie diese Szene wirklich erlebt haben. Das kann zum Beispiel der Strand am Urlaubsort sein oder auch der eigene Balkon. Wenn es mehrere solcher Orte für Sie gibt, entscheiden Sie sich bitte für einen davon. (*Kurze Pause*) Der Inhalt Ihrer Erinnerung wird nicht in der Gruppe besprochen, aber ich werde gleich einige Fragen zu Ihrer Szene stellen, die Sie für sich selbst im Stillen beantworten können."

Wenn jeder TN ein Bild vor Augen hat, liest die GL den Text der folgenden Seite vor. Am Ende der Übung werden die TN nach ihren Erfahrungen gefragt.

Rahmenbedingungen

Bei allen Entspannungsübungen sollte dafür gesorgt werden, dass es im Raum ruhig ist und mögliche Ablenkungen vermieden werden.

Hinweis

Bedenken Sie, dass Pausen für den Sprecher länger wirken, als sie tatsächlich sind. Versuchen Sie beim Vortragen deswegen die Pausen „auszuhalten" und zählen Sie während der Pausen langsam wie jeweils vorgegeben.

Quelle: Klein et al. (2020)

Mein Ruhebild

Den folgenden Text möglichst frei, langsam und ruhig vortragen. Die angegebenen Zahlen in den Klammern stehen für Pausen. Sie sollten eingehalten werden, indem die GL stumm und langsam vor sich hinzählt. Wenn die TN in den längeren Pausen unruhig werden, können diese auch verkürzt werden.

„Setzen Sie sich bequem hin. Wenn Sie möchten, schließen Sie Ihre Augen. Atmen Sie ruhig und tief (2). Spüren Sie, wie Ihr Körper atmet, wie sich der Brustkorb langsam hebt und senkt (3), die Bauchdecke sich hebt und senkt (3). Nehmen Sie diese Bewegungen des Körpers beim Atmen einige Augenblicke lang wahr... (10)

Blenden Sie nun bitte die äußeren Wahrnehmungen aus und konzentrieren sich nur auf Ihre Entspannungsszene (2). Lassen Sie sich Zeit, stellen Sie sich alles genau vor und beschreiben Sie es für sich in Ihrem Inneren (5).

Begeben Sie sich mit allen Ihren Sinnen in Ihre Entspannungsszene (3).

- Was sehen Sie? Welche Bilder, welche Farben? (20)
- Was hören Sie? Welche Geräusche, welche Stimmen? Musik? (15)
- Spüren Sie etwas auf der Haut? Z. B. einen milden Wind, die Wärme der Sonne oder etwas anderes Schönes? (15)
- Welche Gerüche können Sie wahrnehmen? (10)
- Gibt es etwas, was sie schmecken können? (10)

Überlegen Sie bitte, welcher Eindruck für Sie am stärksten mit diesem Entspannungserlebnis verbunden ist (10).

Erlauben Sie, dass sich die Entspannung mehr und mehr ausdehnt und sich immer weiter vertieft (10). Atmen Sie tief ein und langsam wieder aus (2).

Begeben Sie sich ganz und gar in Ihre Entspannungsszene, genießen Sie die Erholung und tanken Sie Energie (60).

Wir beenden die Übung nun langsam. Kommen Sie mit Ihrer Aufmerksamkeit zurück in den Raum. Nehmen Sie drei tiefe Atemzüge, bewegen Sie Arme und Beine, recken und strecken Sie sich. Wenn sie soweit sind, öffnen Sie die Augen.

Bitte merken Sie sich diese Szene und auch den Eindruck, der für Sie am stärksten mit diesem Entspannungserlebnis verbunden ist. In Zukunft kann das Denken daran Ihnen helfen tiefer und schneller zu entspannen."

Wenn alle TN die Übung beendet haben, kann die GL einen Erfahrungsaustausch anregen:

- „Wie haben Sie die Übung erlebt?"
- „Wie ging es Ihnen vor der Übung, wie danach?"

4.5 Blitzlicht

Ziele

Das Blitzlicht dient der Reflexion der Sitzung und der Ermittlung der TN-Zufriedenheit. Durch die Berücksichtigung der Meinungen der TN können in späteren Sitzungen deren Bedürfnisse besser einbezogen und sie zur weiteren Teilnahme motiviert werden.

 10 Min

Material

- ggfs. Stein und Blume

Ablauf

Die GL bittet um **Rückmeldungen** zur heutigen Sitzung und macht sich ggf. Notizen zu Verbesserungsvorschlägen und Wünschen der TN.
„Wie hat Ihnen die heutige Sitzung gefallen? Ich bitte jeden von Ihnen kurz zu sagen, wie Sie die heutige Sitzung erlebt haben, ob Sie insgesamt eher zufrieden oder unzufrieden damit sind, was Ihnen gefallen hat und was nicht.“

Zum Schluss gibt die GL einen kurzen Überblick über **die Inhalte der nächsten Sitzung** und ermuntert die TN, die Übung zuhause auszuprobieren.

Variante

Die GL lässt nacheinander einen Stein und eine Blume rumgehen. Beim Stein bekommen TN die Impulsfrage „Was liegt mir schwer im Magen, wenn ich an die heutige Stunde denke?“ gestellt, bei der Blume „Was hat mir heute gut gefallen?“

Hinweis

Die GL sollte Kritik annehmen („Danke für den Hinweis“) und nicht versuchen sich zu rechtfertigen.

Rückmeldungen der VIKTOR Partnerstellen

Laut dem Feedback der Kooperationsstellen nahmen manche Teilnehmer die „Ressourcenkarten" in der Übung „Ressourcenfindung" teilweise als nicht hilfreich oder verwirrend wahr. Achten Sie darauf, dass alle Teilnehmer verstanden haben, was eine Ressource ist und nutzen Sie die Ressourcenkarten, wenn nötig nur als Denkanstöße.
Sollten die Teilnehmer Schwierigkeiten haben, eigene Ressourcen oder Ideen für Aktivitäten zu benennen, helfen Sie gerne aus. Zu Beginn der Übung kann ein gemeinsames Überlegen von Beispielen hilfreich sein.
Je nach Redebedarf kann es dazu kommen, dass die zeitliche Einteilung nicht ausreicht. Achten Sie hierbei auf den grünen Kasten der Priorisierung zu Beginn der Sitzung oder weisen Sie auf den freien Austausch vor und nach den Sitzungen oder auf die Möglichkeit eines Einzelgesprächs hin.

Sitzung 5 - Rückfallprävention & Krisenmanagement

Zeitübersicht

10 Min	1. Reflexion	Begrüßung und Rückblick
20 Min	2. Identifizieren der Risikosituationen	Diskussion & Achtsamkeit
20 Min	3. Präventionsplan entwickeln	Analyse
20 Min	4. Umgang mit Konfrontation	Rollenspiel
10 Min	5. Sitzen Spüren	Achtsamkeits- oder Entspannungsübung
10 Min	6. Blitzlicht	Abschlussrunde
= 90 Minuten Zeitbedarf + ggf. Zeit für formlosen Austausch		

Materialien

- Präsentationsfolien/ Ausdrucke - Stifte für die TN - Uhr; Namensschilder - ggf. ein kleiner Ball, ein Stein und eine Blume	- Moderationskarten

Priorisierung: Bei möglichen Schwierigkeiten beim Einhalten des Zeitplans sollte die GL darauf achten, dass insbesondere die folgenden Einheiten bearbeitet werden:

- 5.2: Identifizieren von Risikosituationen
- 5.3: Präventionsplan entwickeln

Gegebenenfalls bietet es sich an, die Sitzung auf 2 Termine auszuweiten, um eine tiefergehende Bearbeitung der Themen zu ermöglichen.

5.1 Reflexion

Ziele

Die TN erhalten einen Rückblick auf die letzte Sitzung und tauschen ihre Erfahrungen der letzten Woche untereinander aus. Dadurch wird auch der Einstieg in die neue Sitzung erleichtert.

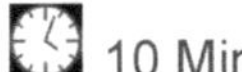

10 Min

Material

- Namensschilder, ggf. ein Ball
- Moderationskarten

Ablauf

Mit Hilfe von V 5.1 wird eine Zusammenfassung der letzten Sitzung präsentiert und die TN verteilen die Namensschilder. Anschließend gibt die GL einen Überblick über die heutige Sitzung.

Variante

Den TN soll auch in dieser Sitzung wieder genug Zeit für Austausch gelassen werden. Hierfür sind keine spezifischen Übungen vorgesehen; die GL sollte stets eine Balance anstreben, die zwischen dem Gewähren von Austausch und dem Lenken der Gruppe auf das Wesentliche pendelt.

„Willkommen zurück! Schön, dass Sie da sind!“

„Ich hatte Sie letzte Woche gebeten, dass Sie sich ein bis zwei angenehme Aktivitäten bewusst vornehmen und diese in den Wochenablauf einplanen. Wer möchte als Erster berichten, welche angenehmen Tätigkeiten er geplant hat und wie es geklappt hat?“

Bei ausgeführten Aktivitäten kann die GL die TN positiv verstärken und nach einem Einfluss auf die Stimmung fragen. Bei nicht ausgeführten Aktivitäten sammelt sie, welche Hindernisse es gab und sucht gemeinsam mit der Gruppe nach Lösungsideen.

Bei ausgeführten Tätigkeiten

- „Toll, dass Sie das umgesetzt haben. Wie ist es denn gelaufen? Ist Ihnen etwas besonders leicht oder besonders schwergefallen?“
- „Und wie haben Sie sich dabei oder danach gefühlt?“
- „Haben Sie schon eine andere Tätigkeit im Sinn, die Sie ausprobieren oder nochmal machen möchten?“

Bei nicht ausgeführten Tätigkeiten

- „Das ist aber schade. Welche Hindernisse gab es?“
- „Vielleicht können wir gemeinsam nach Wegen suchen, diese Hindernisse zu umgehen?“
  (In diesem Fall die Fragen auf der folgenden Seite verwenden und nach Diskussion der Hindernisse weiter zum nächsten TN)

5.2 Identifizieren der Risikosituationen

Ziele

Die TN reflektieren bereits im Vorfeld Situationen, in denen es schwierig sein könnte, das Ziel der Abstinenz aufrechtzuhalten. Sie profitieren von den Erfolgen und Erfahrungen der Gruppe und können Ängste und Unsicherheiten abbauen.

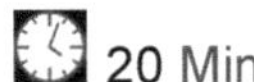 20 Min

Material

- Flipchart
- Verschiedenfarbige Stifte, mindestens 3
- Weiße Moderationskarten

Ablauf

Die TN werden gebeten, Situationen, Gefühle und andere Trigger zu benennen, die es ihnen in der Vergangenheit bereits schwergemacht haben, abstinent zu bleiben. Ebenfalls können Situationen benannt werden, in denen die TN Angst haben, nicht „nein" sagen zu können. Die GL notiert alle genannten Punkte auf der Flipchart. Anschließend werden die Punkte besprochen.

Quelle: Marlatt und Gordon (1985)

Identifizieren von Risikosituationen V 5.2

„Die wichtigste Vorgehensweise bei der Bekämpfung von Alkoholkonsum ist die aktive Vorbereitung auf eine mögliche Risikosituation. Je besser man sich vorbereitet hat, mental aber auch mit konkreten Handlungsplänen, desto sicherer fühlt man sich beim Ablehnen, wenn man zum Trinken aufgefordert wird, die kleinen Flaschen an der Tankstellenkasse oder Werbungsplakate für das Suchtmittel sieht. Tagtäglich sind wir konfrontiert mit Reizen, die uns an das Trinken erinnern.
Mich würde interessieren, ob es Zeiten gab, in denen Sie es geschafft haben, weniger oder gar nicht zu trinken und wie Sie das geschafft haben?

- Was für Präventionsmaßnahmen haben Sie benutzt?
- Welche haben geholfen?
- Welche nicht?
- Gibt es Maßnahmen, die Sie kannten aber noch nie ausprobiert haben?
- Würden Sie diese beim nächsten Mal probieren?

Sammeln wir doch einmal auf dem Flipchart Risikosituationen, die Ihnen bekannt sind. Diese können wir unterteilen in die folgenden 8 Punkte:

1. Unangenehme Gefühlszustände,
2. Unangenehme körperliche Zustände,
3. Angenehme Gefühlszustände,
4. Austesten der eigenen Kontrollmöglichkeiten,
5. Alkoholverlangen,
6. Zwischenmenschliche Konflikte,
7. Trinkaufforderung und Zusammensein mit Menschen, die Alkohol trinken,
8. Angenehme Gefühlszustände im Zusammensein mit anderen.

Jeder kennt eine ganz persönliche Risikosituation, vielleicht auch mehrere. Ich würde Sie bitten, diese kurz auf eine Seite der Moderationskarte zu beschreiben. Auf die Rückseite werden wir gleich konkrete Schritte zur Bewältigung sammeln.“

5.3 Präventionsplan

Ziele

Jeder TN sollte einen personalisierten Plan entwickeln, nach dem die eigenen Risikosituationen analysiert wurden. Hierbei kann die Gruppe mit Ideen unterstützen.

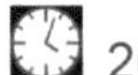 20 Min

Material

- Moderationskarten aus 5.2.
- Verschiedenfarbige Stifte mindestens Rot, Gelb, Grün
- AB 5.3 ausgedruckt für jeden TN

Ablauf

Die TN bearbeiten das AB 5.3., um sich ihrer persönlichen Ressourcen bewusst zu werden. Daraufhin werden die konkreten Präventionspläne formuliert.
Jeder TN hat nun Moderationskarten vor sich liegen, auf denen jeweils eine **potenzielle Risikosituation** aufgeführt steht. Diese werden als erstes nach einem „**Ampelsystem**" durch farbige Markierungen mit der entsprechenden Farbe gekennzeichnet.
Rot= Rückfall sehr wahrscheinlich,
Gelb = Rückfall wahrscheinlich,
Grün = Rückfall möglich.
Auf die **Rückseite** sollen nun **Lösungsideen** geschrieben werden. Diese werde so spezifisch wie möglich formuliert.

- Wen kann ich konkret anrufen? Telefonnummer notieren
- Welches konkrete Hobby hilft bei welchem Problem?
    - z.B. nach einem Streit spazieren gehen oder auf dem Weg zum Arzt einen Weg gehen/fahren, der nicht an der Stammkneipe/ am Stammkiosk vorbeiführt.
    -

Bei der Benennung der Lösungsideen kann ebenfalls in einer Art „**Ampelsystem**" gedacht werden.
Rot= hier bauche ich unbedingt Unterstützung,
Gelb= kann ich alleine schaffen aber Unterstützung wäre hilfreich,
Grün= kann ich alleine bewältigen.

Die TN werden ermutigt, die Karten immer bei sich zu haben.

Ressourcenaktivierung AB 5.3

Meine Ressourcen nutzen

Jeder Teilnehmer notiert auf einer Karteikarte Anmerkungen zu folgenden Fragen:

1. Was kann ich gut? Welche Bilder fallen mir dazu ein? Wie kann ich diese Fähigkeiten zur Veränderung meines Lebens nutzen? Wer kann mich dabei unterstützen?

2. Was macht mich zuversichtlich, jetzt die Freiheit von Alkohol zu schaffen?

3. Was war mein größter Verlust, der Folge meines Konsums war? Wie kann ich diesen Verlust zum Guten wenden?

Quelle: Stöver et al. (2017)

5.4 Umgang mit Konfrontation

Ziele
Durch die Einübung von möglichen konfrontativen Situationen lernen die TN, anders zu reagieren und eine Trinkaufforderung abzulehnen.

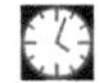 20 Min

Material

Ablauf

Die TN finden sich zu Paaren oder dreier-Gruppen zusammen.
Eine aktuelle oder fiktive Situation (z.B. auf einer Party fordern mehrere Männer jemanden auf, kein Feigling zu sein und wenigstens ein Glas Schnaps mitzutrinken) wird ausgesucht.
Das Ablehnen wird durchgespielt. Einmal mit der Aussage suchtkrank zu sein, einmal ohne. Jeder TN soll beide Versionen einmal durchspielen, weshalb die Szenen möglichst kurzgehalten werden sollen. Danach findet ein Rollentausch statt. So kann jeder auch in der Rolle des Auffordernden sein und diese Rolle wahrnehmen. Das Erleben wird anschließend in der Gruppe besprochen.

Hinweis
Während des Rollenspiels unterstützt die GL die Teams und gibt Hilfestellung bei Formulierungen, dem Finden von geeigneten Übungssituationen und selbstbewusstem authentischem Auftreten. Es ist hierbei wichtig, dass die GL die Gruppe positiv verstärkt, offen ist und nicht verurteilt.

Quelle: Stöver et al. (2017)

5.5 Sitzen spüren

Ziele

Die TN erleben und üben gezielte Entspannung durch An- und Entspannung der Körpermuskulatur.

 10 Min

Material

- Protokollbogen A0 für interessierte TN

Ablauf

Wichtig: Während der gesamten Übung sollte die GL darauf achten, dass kein TN einschläft. Die Übung soll zwar zur Entspannung beitragen, bei einer richtigen Durchführung sollte man aber nicht einschlafen.

Die GL fragt zunächst nach **Erfahrungen der TN** mit Entspannungsübungen, bevor sie den Zusammenhang der Entspannungsübungen zum eigenen Wohlbefinden erklärt. Sie weist darauf hin, dass die Entspannung durch die wiederholte Übung verstärkt wird. Dies kann im Protokollbogen festgehalten werden (Anhang A0).

Es folgt die eigentliche Übung. Die GL beginnt mit dem Vortrag auf der folgenden Seite. Dieser soll ruhig und langsam vorgetragen werden. Pausenvorgaben sollten unbedingt beachtet werden, um den TN genügend Zeit zum „Spüren" zu geben. Am Ende der Übung wird gefragt, wie die TN die Übung erlebt haben.

Rahmenbedingungen

Bei allen Entspannungsübungen sollte dafür gesorgt werden, dass es im Raum ruhig ist und mögliche Ablenkungen vermieden werden.

Hinweis

Bedenken Sie, dass Pausen für den Sprecher länger wirken, als sie tatsächlich sind. Versuchen Sie beim Vortragen deswegen die Pausen „auszuhalten" und zählen Sie während der Pausen langsam wie jeweils vorgegeben.

Sitzen spüren

Den folgenden Text möglichst frei, langsam und ruhig vortragen. Die angegebenen Zahlen in den Klammern stehen für Pausen. Sie sollten eingehalten werden, indem die GL stumm und langsam vor sich hinzählt. Wenn die TN in den längeren Pausen unruhig werden, können diese auch verkürzt werden.

„Wir wollen uns nun mit der Wahrnehmung unseres Körpers beschäftigen und lernen, wie wir uns durch Veränderungen der Körperpositionen entspannen können.
Bitte setzen Sie sich so auf einen Stuhl, wie Sie immer sitzen. Wenn Sie mögen, können Sie die Augen schließen. Falls Ihnen das unangenehm ist, können Sie auch einen Punkt vor sich fixieren. (2) Nehmen Sie nun achtsam – d. h. bewertungsfrei – wahr, wie diese Haltung ist. Versuchen Sie dabei, die Haltung auch zu spüren, nicht nur zu sehen. Wie stehen Ihre Füße auf dem Boden? Stehen sie parallel? Ist ein Fuß über den anderen geschlagen? Wie fühlt sich das an? (20)

Wenden Sie nun Ihre Aufmerksamkeit Ihren Beinen zu. Wie stehen diese zueinander? Sind die Knie gebeugt oder gestreckt? Berühren die Beine die Sitzfläche und wenn ja, wo? Nehmen Sie sich Zeit, achtsam die Empfindungen in Ihren Beinen wahrzunehmen. (20)

Überprüfen Sie, wie sich diese Haltung anfühlt. Nehmen Sie auch unangenehme Empfindungen wahr? Spüren Sie, ob Sie angespannt oder locker sind. Nehmen Sie sich Zeit, Ihre eigenen Empfindungen zu erleben und achtsam wahrzunehmen. (20)

Nehmen Sie sich für das genaue Nachspüren noch etwas mehr Zeit. Wenn Sie dann all Ihre Empfindungen wahrgenommen haben, beginnen Sie, ihre Haltung zu variieren. Stellen Sie Ihre Füße parallel auf den Boden und beginnen Sie, diese abwechselnd zu belasten und zu entlasten. (20)

Verändern Sie die Lage der Beine und nehmen Sie diese Bewegungen und die damit verbundenen Veränderungen in Ihrem Empfinden achtsam wahr. Nehmen Sie sich

Zeit, ganz verschiedene Haltungspositionen auszuprobieren und ihnen nachzuspüren. (20)

Verändern Sie Ihre Sitzhaltung so, dass Sie sie als angenehm und entspannt erleben. Spüren Sie genau nach, wie diese Position sich anfühlt und wie diese Position ausgeprägt ist. (20)

Wir beenden die Übung nun langsam. Nehmen Sie drei tiefe Atemzüge, bewegen Sie Arme und Beine, recken und strecken Sie sich. Wenn Sie soweit sind, öffnen Sie die Augen."

Wenn alle TN die Übung beendet haben, kann die GL einen Erfahrungsaustausch anregen:

- „Wie haben Sie die Übung erlebt?"
- „Hat sich etwas durch die Übung verändert?"
- Wenn die TN bereits andere Entspannungsübungen kennen: „Wie ist die Übung im Vergleich zu den anderen für Sie?"

Quelle: angelehnt Hassel et al. (2014)

5.6 Blitzlicht

Ziele

Das Blitzlicht dient der Reflexion der Sitzung und Ermittlung der TN-Zufriedenheit. Durch die Berücksichtigung der Meinungen der TN können in späteren Sitzungen deren Bedürfnisse besser einbezogen und sie zur weiteren Teilnahme motiviert werden.

 10 Min

Material

- ggfs. Stein und Blume

Ablauf

Die GL bittet um **Rückmeldungen** zur heutigen Sitzung und macht sich ggf. Notizen zu Verbesserungsvorschlägen und Wünschen der TN.
„Wie hat Ihnen die heutige Sitzung gefallen? Ich bitte jeden von Ihnen kurz zu sagen, wie Sie die heutige Sitzung erlebt haben, ob Sie insgesamt eher zufrieden oder unzufrieden damit sind, was Ihnen gefallen hat und was nicht."

Zum Schluss gibt die GL einen kurzen Überblick über **die Inhalte der nächsten Sitzung** und ermuntert die TN, die Übung zuhause auszuprobieren.

Variante

Die GL lässt nacheinander einen Stein und eine Blume rumgehen. Beim Stein bekommen TN die Impulsfrage „Was liegt mir schwer im Magen, wenn ich an die heutige Stunde denke?" gestellt, bei der Blume „Was hat mir heute gut gefallen?"

Hinweis

Die GL sollte Kritik annehmen („Danke für den Hinweis") und nicht versuchen sich zu rechtfertigen.

Rückmeldungen der VIKTOR-Kooperationspartner

Je nach Redebedarf kann es dazu kommen, dass die zeitliche Einteilung nicht ausreicht. Achten Sie hierbei auf den grünen Kasten der Priorisierung zu Beginn der Sitzung oder weisen Sie auf den freien Austausch vor und nach den Sitzungen oder auf die Möglichkeit eines Einzelgesprächs hin.

Sitzung 6 - Kognitive Umstrukturierung dysfunktionaler Gedanken

Zeitübersicht

10 Min	1. Reflexion	Begrüßung und Rückblick
20 Min	2. Die Wertung zählt	Diskussion & Achtsamkeit
20 Min	3. Die kognitive Umstrukturierung	Psychoedukation
10 Min	4. Progressive Muskelentspannung	Entspannungsübung
10 Min	5. Blitzlicht	Abschlussrunde
= 90 Minuten Zeitbedarf + ggf. Zeit für formlosen Austausch		

Materialien

- Präsentationsfolien/ Ausdrucke - Stifte für die TN - Uhr; Namensschilder - ggf. ein kleiner Ball, ein Stein und eine Blume	- Moderationskarten - I 6.2 und AB 6.3 ausgedruckt für jeden TN

Priorisierung: Bei möglichen Schwierigkeiten beim Einhalten des Zeitplans, sollte die GL darauf achten, dass insbesondere die folgenden Einheiten bearbeitet werden:

- V 6.3: Kognitive Umstrukturierung
- AB 6.3.1: Den Kreislauf verändern

Gegebenenfalls bietet es sich an, die Sitzung auf 2 Termine auszuweiten, um eine tiefergehende Bearbeitung der Themen zu ermöglichen.

Hinweis für die Gruppenleitung Sitzung 6

Die Auseinandersetzung mit belastenden Denkmustern kann bei den TN eine Vielzahl an Reaktionen, wie Trauer oder Abwehr, auslösen. Im Folgenden finden Sie einige typische Herausforderungen, auf die Sie bei dieser Sitzung stoßen können.

- TN geben an, belastende Gedanken von sich nicht zu kennen. Starten Sie als GL mit allgemeinen Beispielen (wie in Übung 6.2) und beharren Sie nicht darauf, dass jeder TN in der Gruppe ein eigenes Beispiel nennt. Manchmal bewegt sich durch die Diskussion von allgemeinen Beispielen mehr, als man zunächst denkt.
- TN betonen, dass der Gedanke der Wahrheit entspricht, z. B. „Die Nachbarn haben mich nicht gegrüßt, die haben etwas gegen mich".

Prinzipiell besteht natürlich die Möglichkeit, dass der belastende Gedanke der Wahrheit entspricht. Die Option sollte die GL den TN auch nicht versuchen auszureden. Sie kann stattdessen, im Sinne des Variablen-Dreiecks, mit den TN erarbeiten, welche Konsequenzen der Gedanke auf die Gefühle und das Verhalten des TN hat. Anhand dessen wird oft deutlich, dass unsere Wahrnehmung der Umwelt mit bestimmten Handlungsweisen einhergeht und diese einschränkt. Z. B. werde ich einen Nachbarn, von dem ich glaube, dass er mich nicht mag, auch eher nicht grüßen. Daraufhin sinkt wiederum die Wahrscheinlichkeit, dass er mich grüßt. So wird meine Annahme („Die Nachbarn haben etwas gegen mich") bestätigt. Gleichzeitig gebe ich ihnen kaum eine Chance, mich vom Gegenteil zu überzeugen.
In der Psychologie wird dies als „selbsterfüllende Prophezeiung" bezeichnet. Den TN kann, sozusagen als Experiment, angeboten werden, zu hinterfragen, ob die gezogenen Schlussfolgerungen tatsächlich die einzige Option sind oder ob eine andere Person in derselben Situation anders denken könnte.
(„Vielleicht probieren Sie auch einmal aus, sich entgegen der Gewohnheit zu verhalten. So können sie testen, ob der Nachbar sie tatsächlich nicht mag oder ob die vorherigen Begegnungen vielleicht nur aufgrund von Zufällen oder falschen Voreinnahmen negativ verliefen.")

Den belastenden Gedanken hilfreichere entgegensetzen

Im weiteren Verlauf der Sitzung werden Strategien zum Umgang mit belastenden Gedanken gesammelt. Eine davon besteht darin, diese abzuschwächen oder ihnen einen hilfreicheren Gedanken entgegenzusetzen.

Folgende Fragen können den TN dabei helfen, negative Gedanken zu entschärfen:

Realitäts-Check

- Wie realistisch ist der Gedanke? Welche Argumente sprechen für und welche gegen ihn?

Logik-Check

- Gibt es andere Erklärungsmöglichkeiten für den Gedanken?
- Sind meine Schlussfolgerungen zwingend?
- Kommen in den Sätzen absolute Formulierungen wie „nie", „alle" oder „immer" vor?
- Mache ich mich für etwas verantwortlich, was gar nicht mein Fehler ist?

Zufriedenheits-Check

- Konzentriere ich mich auf meine Schwächen oder meine Stärken?
- Falls verschiedene Interpretationen infrage kommen: dient es meiner Lebenszufriedenheit, genau diese zu wählen?
- Welche Auswirkungen hat die Art des Denkens auf meine Gefühle und mein Verhalten?

Perspektivwechsel

- Was würde ein Freund oder eine Freundin dazu sagen?
- Was würde ich einem Freund oder einer Freundin in einer ähnlichen Situation raten?
- Setze ich denselben Maßstab für mich und andere?
- Wie werde ich später (in einer Woche, in einem Monat) darüber denken?
- Was ist das Schlimmste was passieren könnte? Was ist das Beste was passieren könnte? Wie könnte ein Gedanke lauten, der in der Mitte davon liegt?

Lösungen finden

- Welche Möglichkeiten habe ich, die Situation zu verändern?
- Welche Stärken und positiven Eigenschaften habe ich (, die helfen können)?

6.1 Reflexion

Ziele

Die TN erhalten einen Rückblick auf die letzte Sitzung und tauschen ihre Erfahrungen der letzten Woche untereinander aus. Dadurch wird auch der Einstieg in die neue Sitzung erleichtert.

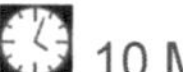 10 Min

Material

- Namensschilder, ggf. ein Ball
- Moderationskarten

Ablauf

Mit Hilfe von V 6.1 wird eine Zusammenfassung der letzten Sitzung präsentiert und die TN verteilen die Namensschilder. Anschließend gibt die GL einen Überblick über die heutige Sitzung.

Varianten

Den TN soll auch in dieser Sitzung wieder genug Zeit für Austausch gelassen werden. Hierfür sind keine spezifischen Übungen vorgesehen; die GL sollte stets eine Balance anstreben, die zwischen dem Gewähren von Austausch und dem Lenken der Gruppe auf das Wesentliche pendelt.

Reflexion V 6.1

„Willkommen zurück! Schön, dass Sie da sind!
In unserer letzten Sitzung haben wir uns mit der Prävention von Rückfällen auseinandergesetzt und alle einen eigenen Plan erstellt.

- „Wie war Ihre letzte Woche und haben Sie den Plan anwenden müssen?"
- „Haben Sie sich nochmal Gedanken dazu gemacht und müssen ihn noch einmal überarbeiten?"

Wenn Plan angewendet werden musste:

- „Toll, dass Sie Ihren eigenen Plan in die Tat umgesetzt haben! Das war sehr stark von Ihnen!"
- „Wie haben Sie sich danach gefühlt?"

Wenn Plan nicht geholfen hat:

- „Schade, dass es mit diesem Plan nicht funktioniert hat. An welcher Stelle hat er versagt?"
- „Was glauben Sie, was in der nächsten risikoreichen Situation besser helfen würde?"
- „Gemeinsam schaffen wir es, einen besseren Plan für Sie zu entwickeln!"

„Auch heute soll es darum gehen, dass wir unsere Gedanken beeinflussen, denn diese sind häufig der Grund für Rückfälle. Oft interpretieren wir Dinge falsch, sehen die Welt dadurch ein wenig negativer und verfallen in eine Art Kreislauf.
Diese Art Kreislauf kennen wir bereits aus dem Thema 3, in dem wir uns mit Einsamkeit auseinandergesetzt haben. Hier haben wir gelernt, dass wir unser Verhalten beeinflussen können, um unsere Gedanken und Gefühle zu verändern. Heute geht es darum, unsere Gedanken zu hinterfragen und somit unsere Wahrnehmung in der Zukunft zum Positiven auszurichten.

Ich freue mich darauf, dieses Thema mit Ihnen zu besprechen."

6.2 Die Wertung zählt!

Ziele

Die TN erkennen eigene problematische Denkmuster. Die GL erklärt in psychoedukativer Weise, wie diese zustande kommen.

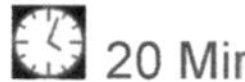 20 Min

Material

- Namensschilder, ggf. ein Ball
- Moderationskarten
- I 6.2.1 und I 6.2.2 ausgedruckt für jeden TN

Ablauf

Nach einer Einführung in das Thema durch die GL mit Hilfe von V 6.2 wird in der Runde diskutiert, ob den TN ähnliche Situationen auch passieren.
Daraufhin wird das Informationsblatt I 6.2 ausgeteilt. Gemeinsam werden die Punkte durchgelesen und Fragen geklärt.

Hinweis

Das Thema der dysfunktionalen Gedanken kann zu kompliziert für die TN sein. Versuchen Sie langsam zu reden und gegebenenfalls ein zweites, eigenes Beispiel zu benennen. Fragen Sie häufiger nach, ob wirklich alle TN das Modell verstanden haben.

Die Wertung zählt V 6.2

„Was ich heute mit Ihnen erarbeiten will, ist etwas, was in der Psychologie häufig thematisiert wird. Albert Ellis, der Erfinder des ABC-Schemas hat den Grundstein dafür gelegt. Seine Theorie zeigt, dass jedes Ereignis und jede Wahrnehmung zu einem bestimmten Gefühl oder Verhalten führt. Was Ellis aber viel wichtiger fand, und dieser Punkt ist entscheidend für das Gefühl oder das Verhalten, was entsteht, ist die eigene Interpretation oder Beurteilung.
Alles, was uns passiert, kann in vielen verschiedenen Wegen interpretiert und beurteilt werden. Diese Interpretation sorgt dann dafür, dass wir uns gut oder schlecht fühlen, zufrieden sind oder böse werden. *(Beispiel auf folgender Seite)*

Das Ereignis könnte sein, dass unser Nachbar uns nicht gegrüßt hat. Das kann man auf verschiedene Weise beurteilen. Entweder wir denken "Na gut, ihm geht es heute nicht gut oder er ist abgelenkt gewesen".
Wir können aber auch denken „Hat er etwas gegen mich? Wahrscheinlich fand er es blöd, dass ich letztens den Müllsack im Treppenhaus stehen gelassen habe." Und wir könnten noch weiter urteilen: „Unerhört, dass er mich jetzt einfach ignoriert!"
Oft passiert so eine Beurteilung ganz unbewusst. Beurteilen wir die Situation so, fühlen wir daraufhin Emotionen wie Wut und Ärgers oder ignorieren den Nachbar sogar ebenfalls. Laut Ellis ist also jedes Ereignis an eine Beurteilung und eine Konsequenz geknüpft. Oft stehen wir uns durch unsere Beurteilung selbst im Weg.

- „Glauben Sie, dass Ellis damit Recht hat?"
- „Ist Ihnen das schon mal passiert, dass sich eine Auseinandersetzung als großes Missverständnis herausgestellt hat?"
- „Merken Sie, dass Sie häufiger negative Absichten von Anderen erwarten?"
- „Suchen Sie eher das Gespräch mit jemandem, wenn etwas in der Luft liegt? Oder gehen Sie der Person aus dem Weg?"

Ich gebe Ihnen dieses Informationsblatt für Zuhause mit. Darauf ist das Ganze nochmal kurz erklärt.

I 6.2.1

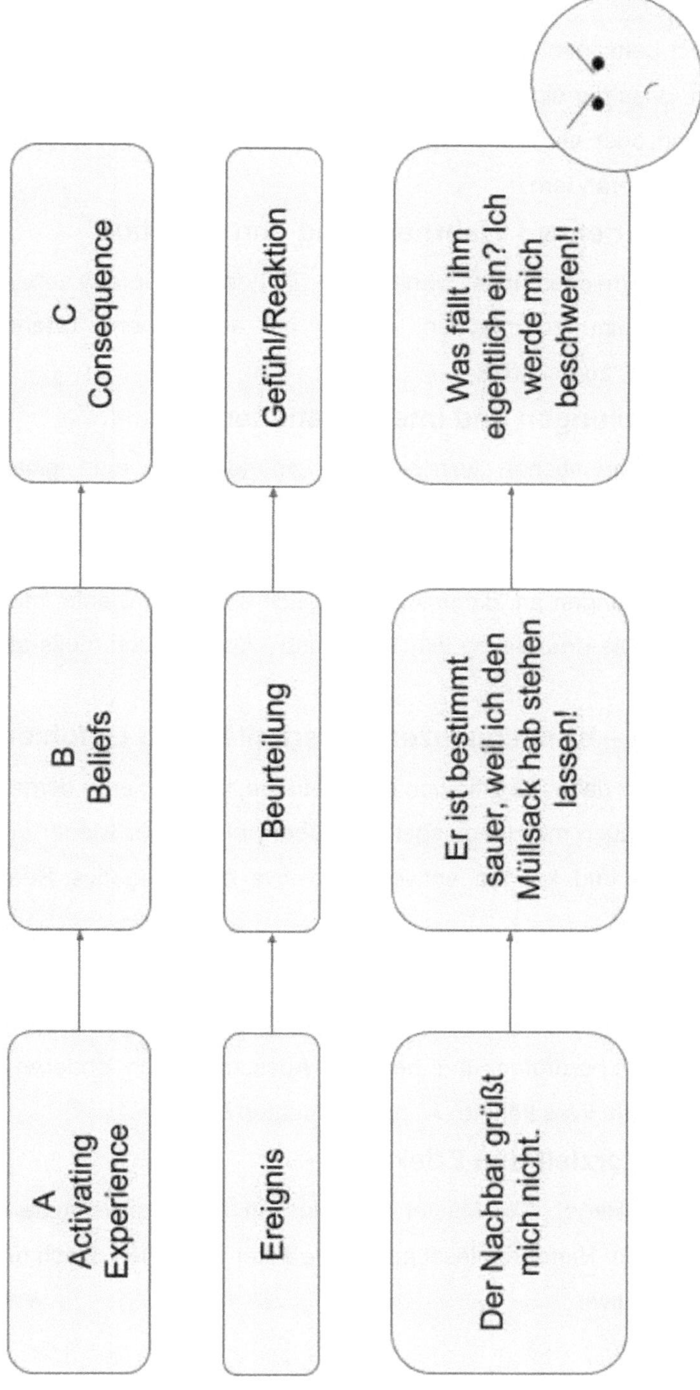
A
Activating
Experience
B
Beliefs
C
Consequence
Ereignis
Beurteilung
Gefühl/Reaktion
Der Nachbar grüßt
mich nicht.
Er ist bestimmt
sauer, weil ich den
Müllsack hab stehen
lassen!
Was fällt ihm
eigentlich ein? Ich
werde mich
beschweren!!

Die Wertung zählt | 6.2.2

Albert Ellis, ein bekannter amerikanischer Psychologe entwickelte das ABC-Modell, um zu zeigen, dass die eigene Interpretation einer Situation beeinflusst, wie wir uns daraufhin fühlen oder verhalten. Später hat er noch D und E hinzugefügt, um die Beurteilungen zu verändern.

Activating experience - Wahrnehmung und Situation

In jeder Situation erreichen unser Gehirn viele "Rohdaten". Daraus versucht sich das Gehirn, einen Reim zu machen, indem es auf frühere Erfahrungen und "Filtereinstellungen" zurückgreift.

Beliefs - Beurteilungen und Interpretationen

Die gefilterten Informationen werden dann beurteilt und man gibt ihnen eine Bedeutung. Dieser Prozess ist besonders sehr wichtig, allerdings beginnt hier unsere Fantasie, die sich versucht etwas zu erklären. Wir bleiben nicht mehr bei den Fakten und nehmen Erklärungen an, die uns zwar logisch erscheinen, aber immer doch nur ausgedacht sind. Die Beurteilung läuft meist unbewusst ab und muss aktiv bewertet werden.

Consequences – Konsequenzen in Verhalten und Gefühlen

Wie auch immer wir dann die Situation interpretieren, wir reagieren dementsprechend mit Gefühlen und auch mit Handlungen. Hierüber nehmen wir wieder einen Einfluss auf unser Umfeld und können entweder positive oder negative Reaktionen von Anderen hervorrufen.

Dispute – Hinterfragen der Beurteilung

Hierbei werden die Annahme, Beurteilung oder die Interpretation hinterfragt. Man sollte seine Beurteilung überprüfen und bewusst Ausschau nach anderen Erklärungsmöglichkeiten halten. Was könnte „A“ noch bedeuten?

Effect – Übung erzielt den Effekt

Hier gilt die neue Regel: Alte Muster fallen lassen, um positive neue Erfahrungen sammeln zu können. Hierdurch lässt man neue Filter entstehen. Nach und nach wird die Sichtweise positiver.

6.3 Die kognitive Umstrukturierung

Ziele

Die TN erkennen eigene problematische Denkmuster. Die GL erklärt, wie diese zustande kommen.

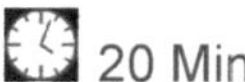

Material

- Namensschilder, ggf. ein Ball
- Moderationskarten
- AB 6.3.1 – 6.3.3

Ablauf

Mit Hilfe von V 6.3 stellt die GL nochmal dar, wie die negativen Kognitionen verändert werden können. Fragen können in der Runde geklärt werden.
Folglich wird das erste Beispiel AB 6.3.1 gemeinsam besprochen und dem Kreislauf zugeordnet.
Auf dem AB 6.3.2 werden alternative Bewertungen und Konsequenzen gesammelt.
AB 6.3.3 dient zur Eigenanalyse. Die TN sollen selbst überlegen, welche Situation sie in der letzten Zeit besonders geärgert, traurig gemacht hat, etc. Auch hier sollen sie versuchen, die verschiedenen Aspekte zu erkennen und ihre eigene Bewertung der Situation zu hinterfragen.

Hinweis

Das Thema der dysfunktionalen Gedanken kann etwas kompliziert für die TN sein. Versuchen Sie langsam zu reden und gegebenenfalls ein zweites, eigenes Beispiel zu bedenken. Fragen Sie häufiger nach, ob wirklich alle TN das Modell verstanden haben.

Die kognitive Umstrukturierung V 6.3

„Leider verstärken sich diese drei Teile in einer Schleife. Durch die negative Interpretation und Emotion fokussiert man sich mehr und mehr auf das Ereignis. Hierdurch werden wiederum die Filter in dieser Weise verstärkt und auch in Zukunft werden Ereignisse schneller negativ beurteilt. Nachdem wir das Grundprinzip verstanden haben, möchte ich jetzt mit Ihnen schauen, wie man diese Beurteilung verändern kann.

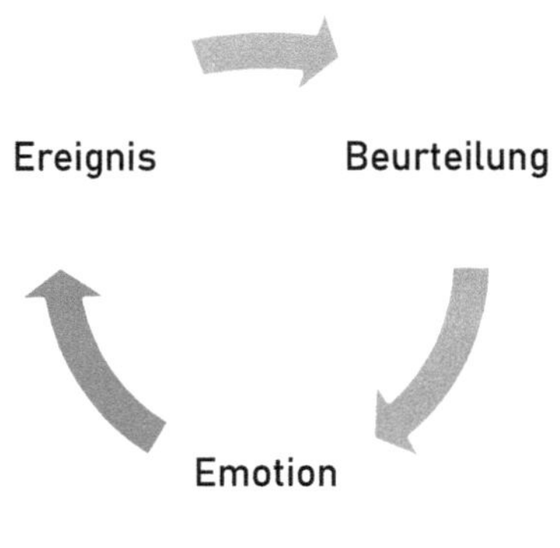

Hierfür hat Ellis noch zwei weitere Buchstaben hinzugefügt, D und E.

D steht für Dispute (Disput)

Hierbei wird die Annahme, Beurteilung oder Interpretation hinterfragt. Man sollte seine Beurteilung überprüfen und bewusst Ausschau nach anderen Erklärungsmöglichkeiten halten. Was könnte „A" noch bedeuten?

E steht für Effect (Effekt)

Hierbei versucht man, die alten Beurteilungen fallen zu lassen, sodass man neue positive Erfahrungen sammeln kann und dadurch neue Filter entstehen. Das Gehirn knüpft neue Verbindungen und je öfter eine positive Beurteilung zu einem positiven Effekt führt, verstärkt sich die positive Sichtweise."

Den Kreis durchbrechen

„Um uns selbst in der Schleife zu stoppen, sollten wir also unsere Beurteilung der Situation überprüfen und bewusst Ausschau nach anderen Erklärungsmöglichkeiten halten.

- Was könnte „A" noch bedeuten?
- Gibt es andere mögliche Gründe, die ich vielleicht nicht kenne?

Mit diesen Fragen können wir den Kreis unterbrechen und einen neuen, hilfreichen ABC-Kreis finden. Wenn wir auf Basis unserer neuen Beurteilung handeln, zeigt sich oft, dass die alte Interpretationsmethode uns mal wieder im Weg gestanden hätte.

Zum Beispiel könnte der Mann, dessen Nachbar ihn nicht gegrüßt hat, seine Beurteilung fallen lassen, sich vielleicht denken „ihn scheint etwas zu belasten", den Nachbar ansprechen und fragen, was denn los war. Im Umgang mit anderen Menschen werden so Missverständnisse verhindert."

Den Kreislauf verändern AB 6.3.1

Was könnte man an diesem Kreislauf verändern?

Mein Sohn ruft mich nicht an.
Ich bin ihm egal...
Was fällt ihm ein? Hat er keinen Respekt?
Ich rufe ihn jetzt an und geige ihm mal die Meinung!

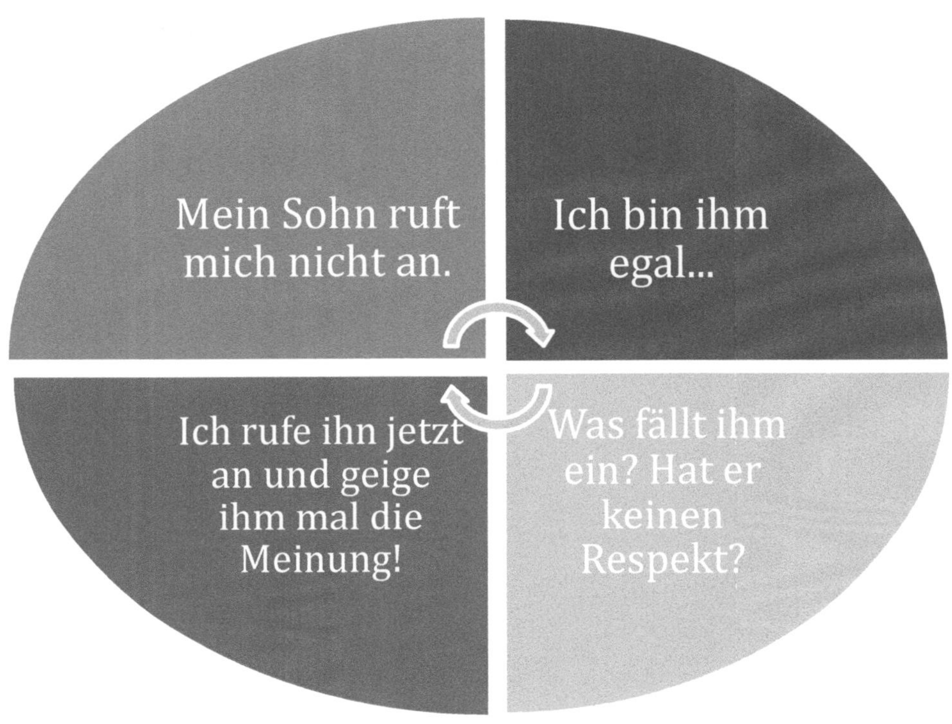

Bitte zuordnen:

Ereignis:

Beurteilung:

Emotion:

Reaktion:

Den Kreislauf verändern AB 6.3.2

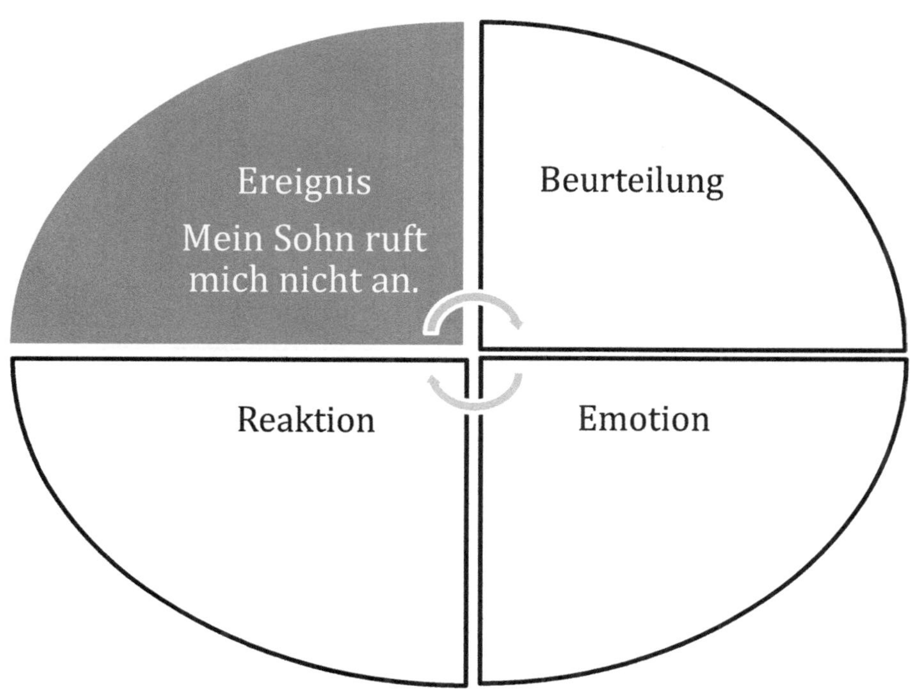

Bitte ausfüllen:

Ereignis:

Beurteilung:

Emotion:

Reaktion:

Den Kreislauf verändern AB 6.3.3

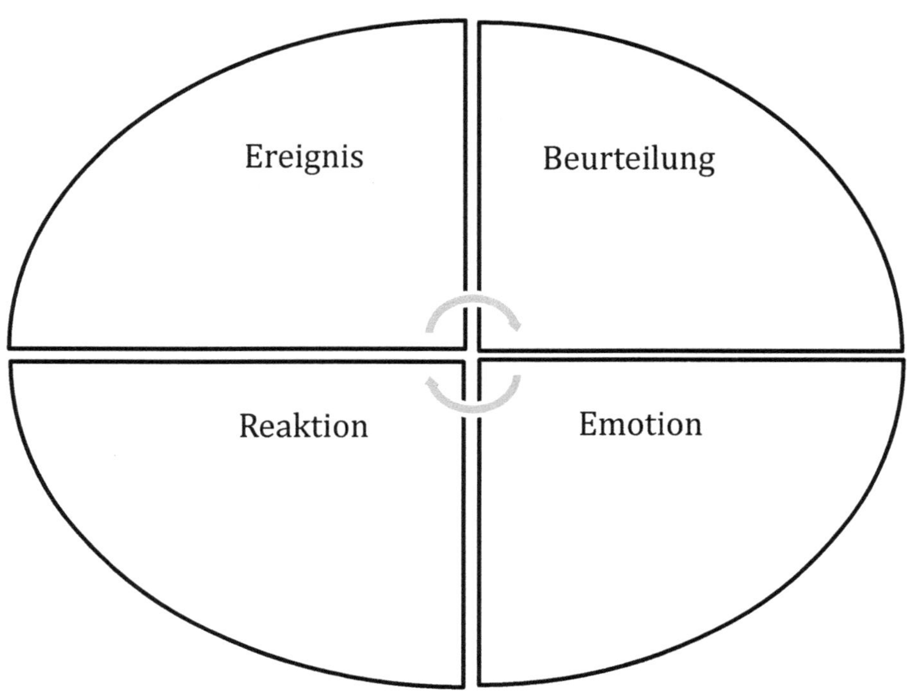

Bitte ausfüllen:

Ereignis:

Beurteilung: Alternative Beurteilung:

Emotion: Alternative Emotion:

Reaktion: Alternative Reaktion:

6.4 Progressive Muskelentspannung

Ziele

Die TN erleben und üben gezielte Entspannung durch An- und Entspannung der Körpermuskulatur.

 10 Min

Material

- Protokollbogen A0 für interessierte TN

Ablauf

Wichtig: Während der gesamten Übung sollte die GL darauf achten, dass kein TN einschläft. Die Übung soll zwar zur Entspannung beitragen, bei einer richtigen Durchführung sollte man aber nicht einschlafen.

Die GL fragt zunächst nach **Erfahrungen der TN** mit Entspannungsübungen, bevor sie den Zusammenhang der Entspannungsübungen zum eigenen Wohlbefinden erklärt. Sie weist darauf hin, dass die Entspannung durch die wiederholte Übung verstärkt wird. Dies kann im Protokollbogen festgehalten werden (Anhang A0).

Es folgt die eigentliche Übung. Die GL beginnt mit dem Vortrag der folgenden Seite. Dieser soll ruhig und langsam vorgetragen werden. Pausenvorgaben sollten unbedingt beachtet werden, um den TN genügend Zeit zum „Spüren" zu geben. Am Ende der Übung wird gefragt, wie die TN die Übung erlebt haben.

Rahmenbedingungen

Bei allen Entspannungsübungen sollte dafür gesorgt werden, dass es im Raum ruhig ist und mögliche Ablenkungen vermieden werden.

Hinweis

Bedenken Sie, dass Pausen für den Sprecher länger wirken, als sie tatsächlich sind. Versuchen Sie beim Vortragen deswegen die Pausen „auszuhalten" und zählen Sie während der Pausen langsam wie jeweils vorgegeben.

Progressive Muskelentspannung

Den folgenden Text möglichst frei, langsam und ruhig vortragen. Die angegebenen Zahlen in den Klammern stehen für Pausen. Sie sollten eingehalten werden, indem die GL stumm und langsam vor sich hinzählt. Wenn die TN in den längeren Pausen unruhig werden, können diese auch verkürzt werden.

„Ich werde Sie gleich bitten, bestimmte Muskeln anzuspannen. Atmen Sie dabei in Ihrem Rhythmus, so wie es für Sie angenehm ist. Nach Möglichkeit atmen Sie beim Anspannen ein, während des Haltens der Spannung normal weiter, und beim Loslassen aus. Ich mache Ihnen das mal vor (Beispielhaft eine Faust machen und den Oberarm anspannen, dabei deutlich durch offenen Mund einatmen, die Spannung einige Zeit halten und dabei gleichmäßig weiteratmen, dann die Faust öffnen und den Oberarm entspannen, dabei deutlich durch offenen Mund ausatmen).
Die Übung soll angenehm für Sie sein. Sollten Ihnen irgendetwas unangenehm sein, können Sie die Übung jederzeit unterbrechen. Sie sollten während der Übung bitte nicht reden. Wenn Sie aber husten oder niesen müssen, dann machen Sie das ruhig. Das ist gar kein Problem. Und Sie können auch jederzeit Ihre Sitzposition ändern, auch das macht nichts aus. Haben Sie dazu eine Frage? (Abwarten, ob Fragen kommen)

Setzen Sie sich nun bitte bequem hin, lehnen Sie den Rücken gut an, die Hände liegen bequem auf den Oberschenkeln, die Füße stehen bequem auf dem Fußboden. (3)
Wenn möglich schließen Sie die Augen und stellen Sie sich darauf ein, sich entspannen zu können. Wenn es Ihnen lieber ist, können Sie die Augen aber auch offen lassen und einen Punkt vor Ihnen am Boden fixieren. (3)
Dann möchte ich jetzt mit der Übung beginnen.

Achten Sie zunächst auf Ihre Atmung (5). Beobachten Sie Ihre natürliche Atmung und die Bewegungen in Ihrem Bauch und Brustkorb beim Ein- und Ausatmen (5).

Spannen Sie jetzt gleichzeitig in beiden Armen die Hände, die Unterarme und die Oberarme fest an, indem Sie eine Faust ballen und den Arm anwinkeln. Atmen Sie dann gleichmäßig weiter und spüren Sie die Anspannung (5).

Lassen Sie nun mit dem nächsten Ausatmen wieder locker, die Hände kommen wieder ganz bequem auf den Oberschenkeln zu liegen (5).

Lassen Sie die Muskeln ganz locker werden. Spüren Sie, wie sich die Anspannung in den Oberarmen, den Unterarmen, den Händen und den Fingern langsam wieder auflöst (10).

Spannen Sie jetzt Ihr ganzes Gesicht an (1), die Stirn (1), die Augenbrauen (1 und die Lippen (1). Atmen Sie gleichmäßig weiter und spüren Sie die Anspannung (5).

Und nun lassen Sie mit dem nächsten Ausatmen die Muskeln wieder locker (5). Lassen Sie die Muskeln ganz locker werden. Empfinden und genießen Sie die Entspannung des Gesichts. Spüren Sie, wie es sich anfühlt im Bereich der Stirn, der Augenpartie, der Wangen, im Bereich des Mundes (10).

Drücken Sie jetzt Ihren Kopf leicht nach vorne über die Brust. Atmen Sie gleichmäßig weiter und spüren Sie die Anspannung (5). Lassen Sie nun mit dem nächsten Ausatmen wieder locker (5). Achten Sie auf den Übergang von der Anspannung zur angenehmen Entspannung (10).

Spannen Sie jetzt Ihre Bauchmuskeln an und beobachten Sie dabei die Spannung (5). Und nun mit dem nächsten Ausatmen wieder lockerlassen (5). Lassen Sie ganz los (10).

Ziehen Sie die Schultern in Richtung Ohren nach oben. Atmen Sie gleichmäßig weiter und spüren Sie die Anspannung (5). Und nun mit dem nächsten Ausatmen wieder lockerlassen (5). Achten Sie auf das angenehme Gefühl der Entspannung (10).

Spannen Sie jetzt die Gesäß- und Oberschenkelmuskeln an und ziehen Sie die Zehen an, sodass auch Spannung im Unterschenkel entsteht. Atmen Sie gleichmäßig weiter und spüren Sie die Anspannung (5). Entspannen Sie nun mit dem nächsten Ausatmen wieder (5). Empfinden und genießen Sie das angenehme Gefühl von Entspannung: in den Gesäßmuskeln, in den Oberschenkeln, in den Unterschenkeln und in den Füßen. Lassen Sie vollständig los (10).

Erlauben Sie, dass sich die Entspannung mehr und mehr ausdehnt und sich immer weiter vertieft (10). Atmen Sie tief ein und ganz langsam wieder aus (2).
Wir beenden die Übung nun langsam. Nehmen Sie drei tiefe Atemzüge, bewegen Sie Arme und Beine, recken und strecken Sie sich. Wenn Sie soweit sind, öffnen Sie die Augen."

Wenn alle TN die Übung beendet haben, kann die GL einen Erfahrungsaustausch anregen:

- „Wie haben Sie die Übung erlebt?"
- „Hat sich etwas durch die Übung verändert?"
- Wenn die TN bereits andere Entspannungsübungen kennen: „Wie ist die Übung im Vergleich zu den anderen für Sie?"

Quelle: angelehnt an Maercker & Krampen (2018)

Progressive Muskelentspannung | 6.4

Allgemeine Hinweise

- Setzen oder legen Sie sich als Vorbereitung für die Übung bequem hin.
- Die Übung soll angenehm für Sie sein. Sollte Ihnen irgendetwas unangenehm sein, können Sie die Übung jederzeit unterbrechen oder Ihre Position verändern.
- Atmen Sie während der Übung in Ihrem Rhythmus, so wie es für Sie angenehm ist. Nach Möglichkeit atmen Sie beim Anspannen ein, während des Haltens der Spannung normal weiter und beim Loslassen aus.
- Wenn möglich schließen Sie während der Übung die Augen. Wenn es Ihnen lieber ist, können Sie die Augen aber auch geöffnet lassen und einen Punkt vor Ihnen am Boden fixieren.

Die Durchführung

Gehen Sie nacheinander die unten beschriebenen Körperteile durch. Spannen Sie sie beim Einatmen an, halten Sie die Spannung einige Sekunden (solange es für Sie angenehm ist) und lassen Sie die Muskeln wieder los. Spüren Sie die Entspannung für einige Sekunden. Fahren Sie so mit allen Körperteilen fort und beobachten Sie, wie sich die Entspannung mehr und mehr ausbreitet. Lassen Sie sich am Ende einige Atemzüge Zeit um Ihren ganzen Körper wahrzunehmen. Beenden Sie die Übung, indem Sie drei tiefe Atemzüge nehmen, sich recken und strecken und langsam die Augen öffnen.

Hände und Arme:	Hände zu Fäusten ballen, Arme anwinkeln.
Gesicht:	Stirn, Augenbrauen und Lippen anspannen („Zitronengesicht“)
Nacken:	Kopf leicht über die Brust nach vorne beugen
Rumpf:	Bauchmuskeln anspannen
Schultern:	Schultern zu den Ohren hochziehen
Gesäß und Beine:	Gesäß anspannen, Zehen hochziehen

Quelle: Klein et al. (2020), angelehnt an Kaluza (2018) und Maerker und Krampen (2018)

6.5 Blitzlicht

Ziele

Das Blitzlicht dient der Reflexion der Sitzung und Ermittlung der TN-Zufriedenheit. Durch die Berücksichtigung der Meinungen der TN können in späteren Sitzungen deren Bedürfnisse besser einbezogen und sie zur weiteren Teilnahme motiviert werden.

 10 Min

Material

- ggfs. Stein und Blume

Ablauf

Die GL bittet um **Rückmeldungen** zur heutigen Sitzung und macht sich ggf. Notizen zu Verbesserungsvorschlägen und Wünschen der TN.
„Wie hat Ihnen die heutige Sitzung gefallen? Ich bitte jeden von Ihnen kurz zu sagen, wie Sie die heutige Sitzung erlebt haben, ob Sie insgesamt eher zufrieden oder unzufrieden damit sind, was Ihnen gefallen hat und was nicht."

Zum Schluss gibt die GL einen kurzen Überblick über **die Inhalte der nächsten Sitzung** und ermuntert die TN, die Übung zuhause auszuprobieren.

Variante

Die GL lässt nacheinander einen Stein und eine Blume rumgehen. Beim Stein bekommen TN die Impulsfrage „Was liegt mir schwer im Magen, wenn ich an die heutige Stunde denke?" gestellt, bei der Blume „Was hat mir heute gut gefallen?"

Hinweis

Die GL sollte Kritik annehmen („Danke für den Hinweis") und nicht versuchen sich zu rechtfertigen.

Rückmeldungen der VIKTOR Partnerstellen

Je nach Redebedarf kann es dazu kommen, dass die zeitliche Einteilung nicht ausreicht. Achten Sie hierbei auf den grünen Kasten der Priorisierung zu Beginn der Sitzung oder weisen Sie auf den freien Austausch vor und nach den Sitzungen oder auf die Möglichkeit eines Einzelgesprächs hin.

Sitzung 7 - Partnerschaft & Sexualität

Zeitübersicht

10 Min	1. Reflexion	Begrüßung und Rückblick
20- 30 Min	2. Beziehungserfahrungen	Diskussion und Austausch
20 Min	3. Wünsche kommunizieren	Übung
20 Min	4. Lust und Frust	Übung
10 Min	5. Progressive Muskelentspannung mit Ruhebild	Achtsamkeits- oder Entspannungsübung
10 Min	6. Blitzlicht	Abschlussrunde
= 90 Minuten Zeitbedarf + ggf. Zeit für formlosen Austausch		

Materialien

- Präsentationsfolien/ Ausdrucke - Stifte für die TN - Uhr; Namensschilder - ggf. ein kleiner Ball, ein Stein und eine Blume	- Moderationskarten

Priorisierung: Bei möglichen Schwierigkeiten beim Einhalten des Zeitplans sollte die GL darauf achten, dass insbesondere die folgenden Einheiten bearbeitet werden:

- I 7.2: Frauen in meinem Leben
- V 7.3: Wünsche kommunizieren

Gegebenenfalls bietet es sich an, die Sitzung auf 2 Termine auszuweiten, um eine tiefergehende Bearbeitung der Themen zu ermöglichen.

7.1 Reflexion

Ziele

Die TN erhalten einen Rückblick auf die letzte Sitzung und tauschen ihre Erfahrungen der letzten Woche untereinander aus. Dadurch wird auch der Einstieg in die neue Sitzung erleichtert.

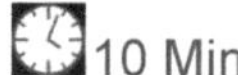10 Min

Material

- Namensschilder, ggf. ein Ball
- Moderationskarten

Ablauf

Mit Hilfe von V 7.1 wird eine Zusammenfassung der letzten Sitzung präsentiert und die TN verteilen die Namensschilder. Anschließend gibt die GL einen Überblick über die heutige Sitzung.

Variante

Den TN soll auch in dieser Sitzung wieder genug Zeit für Austausch gelassen werden. Hierfür sind keine spezifischen Übungen vorgesehen; die GL sollte stets eine Balance anstreben, die zwischen dem Gewähren von Austausch und dem Lenken der Gruppe auf das Wesentliche pendelt.

Reflexion V 7.1

„Willkommen zurück! Schön, dass Sie da sind!
Letzte Woche, ging es darum, Denkmuster zu durchbrechen, und durch neue zu ersetzen. Sprechen wir doch reihum einmal darüber, wie es geklappt hat.

- Haben Sie Momente erlebt, in denen Sie Ihre Gedanken aktiv wahrgenommen und hinterfragt haben?
- Haben Sie eventuell noch Fragen, die sich seit unserer letzten Sitzung ergeben haben?
- Können Sie Beispiele nennen, bei denen es Ihnen gut gelungen ist, Ihre Denkmuster zu verändern?
- Wo war es herausfordernd und wieso?"

„Wir haben heute ein paar Programmpunkte vor uns, die manchmal auch etwas länger dauern können. Je nachdem, wieviel jeder von Ihnen mitteilt, werden wir daran etwas länger arbeiten. Falls wir doch schneller als erwartet durch die Themen kommen, können wir abschließend noch eine Entspannungsübung machen. Wir schauen mal, wie gut die Diskussionen laufen und ob am Ende noch Zeit übrig ist."

7.2 Beziehungserfahrungen

Ziele

Die TN tauschen sich aus über familiäre und partnerschaftliche Beziehungen aus. Ein Rückblick ermöglicht die zukunftsorientierte Auseinandersetzung mit Wünschen und Erwartungen.

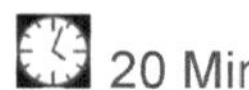

Material

DinA4 Blätter zum Beschreiben- mindestens eins pro TN, Kugelschreiber oder andere Stifte

Ablauf

Die GL steigt mit dem V 7.2 ein. Das Thema wird erst einmal auf familiäre Beziehungen zu Frauen in den Leben der Männer gelenkt. Hierbei sollen die TN in der Gruppe teilen, welche Rolle Frauen in ihrem Leben gespielt haben und was für Erinnerungen sie z.B. an ihre Mutter oder Schwester haben. Daraufhin wird über partnerschaftliche Beziehungen gesprochen.
Für Männer, die eventuell homosexuell sind, sollte hier auch die Möglichkeit gegeben werden, offen über ehemalige Partner zu sprechen.

Daraufhin folgt eine Imaginationsübung, in der die GL absatzweise laut vorliest. Zwischen den Absätzen wird den TN genug Zeit gelassen, um die Aufgabenstellungen zu bearbeiten. Die GL gibt Hilfestellungen, sollte es für den einen oder anderen schwierig sein, genügend Wünsche aufzuzählen oder diese zu priorisieren.

Hinweis

Generell ist es wichtig, die Gruppe so zu lenken, dass es nicht zu „Lästereien" über Ex-Partner oder Partnerinnen kommt, sondern der Fokus auf der Zukunft liegt. Darüber hinaus ist es wichtig, dass TN, die aus diversen persönlichen Gründen möglicherweise keine Partnerschaft mehr eingehen wollen, berücksichtigt und wertgeschätzt werden.

Frauen in meinem Leben | 7.2

Frauen in meinem Leben

„Nun möchte ich gerne mit Ihnen darüber sprechen, was für weibliche Charaktere, wie z. B. Mutter, Schwester, Oma, Frau oder Freundin Sie in Ihrem Leben begleitet haben und vielleicht besonders prägend für Sie waren.
Wir wollen somit besprechen, was für Eindrücke und Beziehungserfahrungen Sie gesammelt haben und wie diese Sie vielleicht heute noch beeinflussen. Die ersten Lebensjahre und unsere Jugend sind eine ganz besonders prägende Phase für unser Leben und haben meist Einfluss auf alle zukünftigen Beziehungen. In intimen Beziehungen verhalten wir uns häufig nochmal anders als in Freundschaften. Da wir uns im Rahmen von VIKTOR auch mit Einsamkeit beschäftigen, kann es helfen vergangene Beziehungen anzuschauen um mehr Einsicht in unsere Beziehungsmuster im Hier und Jetzt und in der Zukunft zu haben.

- Was sind Eigenschaften Ihrer Mutter oder einer Person, die für Sie eine ähnliche Rolle spielte? Positive und negative?
- Gibt es eine besondere Erinnerung, wenn Sie an Ihre Mutter o.ä. denken?
- Welche Gefühle werden bei Ihnen geweckt?
- Gibt es etwas, das Sie Ihrer Mutter sagen wollen würden?

Partner und Partnerinnen in meinem Leben

- Welche Erfahrungen haben sie in ihrem bisherigen Leben mit Partnern oder Partnerinnen gemacht? Positive oder negative?
- Was wäre Ihnen an einem Partner oder einer Partnerin besonders wichtig? Was hat sich in Ihrer Vergangenheit als wichtige Eigenschaft des Gegenübers erwiesen?
- Falls Sie noch keine Erfahrungen gemacht haben, ist dies natürlich okay! Hätten Sie dennoch Interesse daran, Erfahrungen zu sammeln?
- Falls nein, was hindert Sie daran? Gibt es Sorgen? Ängste?
- Was wären Schritte, die Sie machen könnten, um auf jemanden zu treffen oder zuzugehen?

7.3 Wünsche kommunizieren

Ziele

Die TN lernen, ihre Wünsche und Gefühle in Worte zu fassen. Einige angenehme Formulierungen werden eingeübt. Die TN sollen den Unterschied erkennen lernen, wie ihre Aussagen wahrgenommen werden, wenn Sie bereit sind, ihre Gefühle zu kommunizieren.

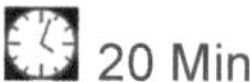 20 Min

Material

- Ein leerstehender Stuhl
- Zwei Tafeln/Flipcharts o.Ä.
- Stifte

Ablauf

Zu Beginn gibt die GL eine kurze Einführung in das Thema „Ich-Botschaften“. Hierbei geht es nicht darum, aus den TN Experten zu machen, sondern ihnen nützliche mögliche Formulierungen an die Hand zu geben, die sie für sich nutzen können. Die GL wechselt sich ab mit kurzen Erklärungen, dem Notieren von Stichpunkten und dem Anleiten der TN. Im besten Fall entstehen an zwei Flipcharts je eine Art Mind Map. Eine mit einem Wunsch als „Du-Botschaft“, die andere mit dem gleichen Wunsch als „Ich-Botschaft“.

Zum Schluss formuliert jeder TN laut in der Gruppe seine Wünsche an eine Partnerschaft in Ich-Botschaften. Dazu nennt er erst den Wunsch und spricht dann die neue Formulierung aus. Es muss nicht sofort perfekt klappen, die Gruppe kann bei der Suche nach Formulierungen unterstützen.

Hinweis

Sollten Sie keine zwei Flipcharts zur Hand haben, können Sie das Blatt durch eine horizontale Linie in zwei Hälften teilen.

Wünsche kommunizieren V 7.3

Ich-Botschaften

„Jetzt geht es darum, Wünsche, die Sie gegenüber einer Partnerin oder einem Partner haben, in Ich-Botschaften zu verpacken. Ich Botschaften sind Sätze, die dem Gegenüber die eigenen Gefühle und deren Wirkung auf einen selbst offenbaren. Eine solche Botschaft beginnt meist mit dem Wort „Ich". Es ist wichtig, zuerst eine Aussage zu machen, in der Sie einfach nur beschreiben was oder wie Sie etwas wahrnehmen. Danach folgen Ihre Gefühle und Bedürfnisse. Zum Schluss kommt ein Appell.
Also (GL schreibt auf): **Ich + Sachaussage + Gefühle & Bedürfnisse + Appell.**

Ein Beispiel: Sie wünschen sich vielleicht, dass Ihre Partnerin öfter für sie beide kocht. Sie könnten sagen: **„Ich will, dass du mehr kochst".** Diese Aussage beginnt mit einem „ich", ist jedoch keine ich Botschaft.

- Wieso?
- Was könnte diese Aussage in Ihrem Gegenüber auslösen?"

Die GL schreibt den Satz in die Mitte der Tafel und sammelt die Aussagen der TN darum herum, wie bei einer Mindmap. Es sollten folgende Punkte, so oder so ähnlich fallen:

- Es klingt wie ein Angriff
- Die andere Person wird in eine Ecke gedrängt
- Es klingt wie ein Befehl
- Die andere Person wird sich automatisch verteidigen wollen

„Und wenn wir den Satz jetzt als Ich-Botschaft formulieren:
Ich habe festgestellt, dass wir selten zusammen essen. Wir hatten beim Essen immer tolle Gespräche und es schmeckt immer köstlich, wenn du kochst. Ich wünsche mir, dass wir das wieder öfter machen. Könntest du dir vorstellen, dass wir wieder öfter gemeinsam kochen und essen?
Was ist an dieser Aussage anders als an der ersten?"
Die GL schreibt diesen Satz auf das Flipchart. Rückmeldungen der TN werden wieder gesammelt. Folgende Punkte sollten angesprochen werden:

- Es wird die eigene subjektive Wahrnehmung mitgeteilt
- Das Gegenüber kann sich frei dazu äußern, ohne sich angegriffen zu fühlen
- Die eigenen Gefühle und Wünsche werden offenbart
- Man zeigt sich verletzlich, was in Beziehungen Vertrauen signalisiert
- Es benennt den Wunsch aber ist kein Befehl

„So, nun sind Sie dran, ihre Wünsche in Ich-Botschaften zu benennen. Die Gruppe kann Ihnen dabei helfen. Schauen Sie sich Ihre Wünsche noch einmal an, während ich ein paar Formulierungen aufschreibe, die Sie verwenden können, wenn Sie mögen."

Die GL schreibt auf das Flipchart:
„Es hat mich ... gemacht (Gefühl), dass... "
„Ich wünsche mir, dass ... "
„Mir ist aufgefallen, dass ... "
„Ich war (Gefühl)..., dass... "

7.4 Lust und Frust

Ziele
Im Gespräch soll das „Tabu" gebrochen werden und über Sexualität, auch in Verbindung mit Sucht und Alkohol gesprochen werden.

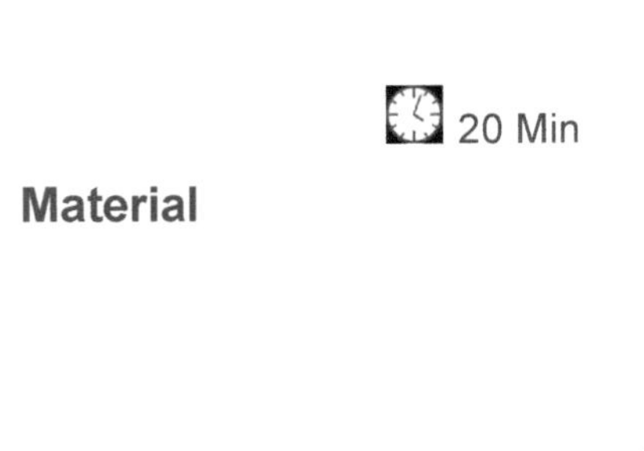

Ablauf

Nachdem die GL eine Einführung in das Thema gegeben hat, werden kleine Gruppen gebildet, um Übungen gemeinsam im kleinen Kreis durchzuführen. Hierdurch wird eine intimere Atmosphäre geschaffen. Abschließend wird die „Anleitung für sexuellen Frust" von der GL vorgelesen. Diese Abschlussübung dient dazu, das Thema selbstironisch nochmal zusammenzufassen.

Hinweis
Das Thema „Sexualität" kann ein schamerregendes Thema sein, versuchen Sie daher deutlich zu machen, dass alles was hier besprochen wird, in der Gruppe bleibt und vermutlich alle TN Ähnliches erlebt haben. Sollte eine sexuelle Einschränkung hauptsächlich darauf beruhen, dass die TN physiologische Einschränkungen aufgrund ihres Alters vorweisen und ein hoher Leidensdruck vorherrscht, könnte eine selbstironische Übung gegebenenfalls die Gefühle der TN verletzen.

Lust und Frust V 7.4

Übung „Lust und Frust“

„Heute sprechen wir über ein Thema, das häufig wie ein Tabu gehandhabt wird. Sexualität und sexuelle Vorlieben werden unter Männern wahrscheinlich eher selten besprochen. Ich würde mich freuen, wenn wir unsere Gruppe heute als einen Raum des Vertrauens nutzen. Nichts, was wir hier sagen, sollte verspottet werden. Es ist wichtig, dass Sie gegenüber der Gruppe Verständnis zeigen.

Wir wollen uns jetzt bestimmte Stereotypen und Erwartungshaltungen in Bezug auf Männer und Sexualität anschauen. **Wundern Sie sich nicht, diese sind hier etwas überzogen dargestellt! Gerne können wir darüber diskutieren!**

Hinweis für die Gruppenleitung

Es ist wichtig, dass jede Meinung angehört wird. Alle Erfahrungen haben ihre Berechtigung und sollten weder bewertet noch verurteilt werden. Sofern alle beteiligten Sexualpartner oder -partnerinnen damit einverstanden sind, ist jede Vorliebe in Ordnung, unabhängig davon, ob die anderen TN und /oder die GL diese teilen oder nicht.

Die GL sollte versuchen feinfühlig auf die Gruppe und ihre Dynamik eingehen um einerseits den Sprechfluss nicht zu stören, andererseits aber früh einzugreifen, damit das Klima ein geschütztes und vertrauensvolles bleibt.

Lust und Frust Ü 7.4

- „Ein Mann hat immer Lust."

- „Man(n) ist nur männlich, wenn Man(n) immer kann."

- „Männer sind Schweine."

- „Frauen mögen Männer, die Gefühle zeigen können."

- „Männer kuscheln nicht gerne."

- „Männer wollen immer nur das „Eine"."

- „Es gibt nur eine Art, auf die man Sex haben kann."

- „"Stehvermögen" ist ALLES!"

Impulsfragen:

Was denken Sie über diese Aussagen?

Hatten Sie schon mal das Gefühl, dass diese oder andere (unrealistische) Erwartungen an Sie gestellt werden? Im Rahmen der Beziehung? Im Rahmen der Sexualität?

Wie gehen Sie mit diesen Erwartungen um?

Haben Sie einen Einfluss von Alkohol auf ihre Sexualität bemerkt? Und auf Ihre Beziehung? Wie war dieser Einfluss?

7.5 Progressive Muskelentspannung mit Ruhebild

Ziele
Die TN erleben und üben gezielte Entspannung durch An- und Entspannung der Körpermuskulatur.

 10 Min

Material
- Protokollbogen A0 für interessierte TN

Ablauf

Wichtig: Während der gesamten Übung sollte die GL darauf achten, dass kein TN einschläft. Die Übung soll zwar zur Entspannung beitragen, bei einer richtigen Durchführung sollte man aber nicht einschlafen.

Sie weist darauf hin, dass die Entspannung durch die wiederholte Übung verstärkt wird. Dies kann im Protokollbogen festgehalten werden (Anhang A0).

Es folgt die eigentliche Übung. Die GL beginnt mit dem Vortrag von Text der folgenden Seite. Dieser soll ruhig und langsam vorgetragen werden. Pausenvorgaben sollten unbedingt beachtet werden, um den TN genügend Zeit zum „Spüren" zu geben. Am Ende der Übung wird gefragt, wie die TN die Übung erlebt haben.

Rahmenbedingungen

Bei allen Entspannungsübungen sollte dafür gesorgt werden, dass es im Raum ruhig ist und mögliche Ablenkungen vermieden werden.

Hinweise

Bedenken Sie, dass Pausen für den Sprecher länger wirken, als sie tatsächlich sind. Versuchen Sie beim Vortragen deswegen die Pausen „auszuhalten" und zählen Sie während der Pausen langsam wie jeweils vorgegeben.

Progressive Muskelentspannung mit Ruhebild

Den folgenden Text möglichst frei, langsam und ruhig vortragen. Die angegebenen Zahlen in den Klammern stehen für Pausen. Sie sollten eingehalten werden, indem die GL stumm und langsam vor sich hinzählt. Wenn die TN in den längeren Pausen unruhig werden, können diese auch verkürzt werden.

„Ich werde Sie gleich bitten, bestimmte Muskeln anzuspannen. Atmen Sie dabei in Ihrem Rhythmus, so wie es für Sie angenehm ist. Nach Möglichkeit atmen Sie beim Anspannen ein, während des Haltens der Spannung normal weiter, und beim Loslassen aus. Ich mache Ihnen das mal vor (Beispielhaft eine Faust machen und den Oberarm anspannen, dabei deutlich durch offenen Mund einatmen, die Spannung einige Zeit halten und dabei gleichmäßig weiteratmen, dann die Faust öffnen und den Oberarm entspannen, dabei deutlich durch offenen Mund ausatmen).
Die Übung soll angenehm für Sie sein. Sollten Ihnen irgendetwas unangenehm sein, können Sie die Übung jederzeit unterbrechen. Sie sollten während der Übung bitte nicht reden. Wenn Sie aber husten oder niesen müssen, dann machen Sie das ruhig. Das ist gar kein Problem. Und Sie können auch jederzeit Ihre Sitzposition ändern, auch das macht nichts aus.
Haben Sie dazu eine Frage? (Abwarten ob Fragen kommen)

Heute machen wir bei der Muskelentspannung noch etwas zusätzlich. Erinnern Sie sich noch daran, dass wir Ihr persönliches Ruhebild erstellt haben?
Können Sie alle sich noch an Ihre Entspannungsszene erinnern? Und auch an den Eindruck, der für Sie am stärksten mit diesem Entspannungserlebnis verbunden ist? (Antworten abwarten, ggf. helfen: Das sollte eine Situation sein, die bei Ihnen mit Wohlbefinden und Entspannung verbunden ist, oder ein Ort, an den Sie sich gerne erinnern, z. B. der Strand am Urlaubsort sein oder auch der eigene Balkon.)

Die Wirkung der Übung kann noch besser sein, wenn Sie sich gleich bei jedem Entspannen der Muskeln ganz lebhaft in Ihre Entspannungsszene hineinversetzen. Setzen Sie sich nun bitte bequem hin, lehnen Sie den Rücken gut an, die Hände liegen bequem auf den Oberschenkeln, die Füße stehen bequem auf dem Fußboden. (3)

Wenn möglich schließen Sie die Augen und stellen Sie sich darauf ein, sich entspannen zu können. Wenn es Ihnen lieber ist, können Sie die Augen aber auch offen lassen und einen Punkt vor Ihnen am Boden fixieren.
Versetzen Sie sich nun in Ihre Entspannungsszene hinein. (20)

Spannen Sie jetzt gleichzeitig in beiden Armen die Hände, die Unterarme und die Oberarme fest an, indem Sie eine Faust ballen und den Arm anwinkeln. Atmen Sie dann gleichmäßig weiter und spüren Sie die Anspannung (5). Lassen Sie nun mit dem nächsten Ausatmen wieder locker, die Hände kommen wieder ganz bequem auf den Oberschenkeln zu liegen (5). Lassen Sie die Muskeln ganz locker werden. Denken Sie an Ihre Entspannungsszene und spüren dabei, wie sich die Anspannung in den Oberarmen, den Unterarmen, den Händen und den Fingern langsam wieder auflöst (10).

Spannen Sie jetzt Ihr ganzes Gesicht an (1), die Stirn (1), die Augenbrauen (1 und die Lippen (1). Atmen Sie gleichmäßig weiter und spüren Sie die Anspannung (5). Und nun lassen Sie mit dem nächsten Ausatmen die Muskeln wieder locker (5). Lassen Sie die Muskeln ganz locker werden. Denken Sie an Ihre Entspannungsszene und empfinden und genießen Sie die Entspannung des Gesichts. Spüren Sie, wie es sich anfühlt im Bereich der Stirn, der Augenpartie, der Wangen, im Bereich des Mundes (10).

Drücken Sie jetzt Ihren Kopf leicht nach vorne über die Brust. Atmen Sie gleichmäßig weiter und spüren Sie die Anspannung (5). Lassen Sie nun mit dem nächsten Ausatmen wieder locker (5). Denken Sie an Ihre Entspannungsszene und achten Sie auf den Übergang von der Anspannung zur angenehmen Entspannung (10).

Spannen Sie jetzt Ihre Bauchmuskeln an und beobachten Sie dabei die Spannung (5). Und nun mit dem nächsten Ausatmen wieder lockerlassen (5). Lassen Sie ganz los (10). Lassen Sie ganz los und denken Sie an Ihre Entspannungsszene (10).
Ziehen Sie die Schultern in Richtung Ohren nach oben. Atmen Sie gleichmäßig weiter und spüren Sie die Anspannung (5). Und nun mit dem nächsten Ausatmen wieder

lockerlassen (5). Denken Sie an Ihre Entspannungsszene und achten Sie auf das angenehme Gefühl der Entspannung (10).

Spannen Sie jetzt die Gesäß- und Oberschenkelmuskeln an und ziehen Sie die Zehen an, sodass auch Spannung im Unterschenkel entsteht. Atmen Sie gleichmäßig weiter und spüren Sie die Anspannung (5). Entspannen Sie nun mit dem nächsten Ausatmen wieder (5). Empfinden und genießen Sie das angenehme Gefühl von Entspannung: in den Gesäßmuskeln, in den Oberschenkeln, in den Unterschenkeln und in den Füßen. Lassen Sie ganz los und denken Sie an Ihre Entspannungsszene (10).

Erlauben Sie, dass sich die Entspannung mehr und mehr ausdehnt und sich immer weiter vertieft (10). Atmen Sie tief ein und ganz langsam wieder aus (2). Begeben Sie sich mit allen Sinnen und Ihrer ganzen Wahrnehmung an Ihren Entspannungsort (20).

Wir beenden die Übung nun langsam. Nehmen Sie drei tiefe Atemzüge, bewegen Sie Arme und Beine, recken und strecken Sie sich. Wenn Sie soweit sind, öffnen Sie die Augen.

Wenn alle TN die Übung beendet haben, kann die GL einen Erfahrungsaustausch anregen:

- „Wie haben Sie die Übung erlebt?“
- „Hat sich etwas durch die Übung verändert?“
- Wenn die TN bereits andere Entspannungsübungen kennen: „Wie ist die Übung im Vergleich zu den anderen für Sie?“

Quelle: Klein et al. (2020)

7.6 Blitzlicht

Ziele

Das Blitzlicht dient der Reflexion der Sitzung und Ermittlung der TN-Zufriedenheit. Durch die Berücksichtigung der Meinungen der TN können in späteren Sitzungen deren Bedürfnisse besser einbezogen und sie zur weiteren Teilnahme motiviert werden.

 10 Min

Material

- ggfs. Stein und Blume

Ablauf

Die GL bittet um **Rückmeldungen** zur heutigen Sitzung und macht sich ggf. Notizen zu Verbesserungsvorschlägen und Wünschen der TN.
„Wie hat Ihnen die heutige Sitzung gefallen? Ich bitte jeden von Ihnen kurz zu sagen, wie Sie die heutige Sitzung erlebt haben, ob Sie insgesamt eher zufrieden oder unzufrieden damit sind, was Ihnen gefallen hat und was nicht."

Zum Schluss gibt die GL einen kurzen Überblick über **die Inhalte der nächsten Sitzung** und ermuntert die TN, die Übung zuhause auszuprobieren.

Variante

Die GL lässt nacheinander einen Stein und eine Blume rumgehen. Beim Stein bekommen TN die Impulsfrage „Was liegt mir schwer im Magen, wenn ich an die heutige Stunde denke?" gestellt, bei der Blume „Was hat mir heute gut gefallen?"

Hinweis

Die GL sollte Kritik annehmen („Danke für den Hinweis") und nicht versuchen sich zu rechtfertigen.

Rückmeldungen der VIKTOR Partnerstellen

Je nach Redebedarf kann es dazu kommen, dass die zeitliche Einteilung nicht ausreicht. Achten Sie hierbei auf den grünen Kasten der Priorisierung zu Beginn der Sitzung oder weisen Sie auf den freien Austausch vor und nach den Sitzungen oder auf die Möglichkeit eines Einzelgesprächs hin.

Sitzung 8 – Rollenbilder & Selbstakzeptanz

Zeitübersicht

10 Min	1. Reflexion	Begrüßung und Rückblick
30 Min	2. Rollenbilder	Analyse
20 Min	3. Ein „richtiger Kerl“	Diskussion
20 Min	4. Hawaiianisches Vergebungsritual „Ho'oponopono“	Achtsamkeitsübung
10 Min	5. Blitzlicht	Abschlussrunde
= 90 Minuten Zeitbedarf + ggf. Zeit für formlosen Austausch		

Materialien

- Präsentationsfolien/ Ausdrucke - Stifte für die TN - Uhr; Namensschilder - ggf. ein kleiner Ball, ein Stein und eine Blume	- Moderationskarten

Priorisierung: Bei möglichen Schwierigkeiten beim Einhalten des Zeitplans, sollte die GL darauf achten, dass insbesondere die folgenden Einheiten bearbeitet werden:

- 8.2: Rollenbilder
- 8.4: Hawaiianisches Vergebungsritual

Gegebenenfalls bietet es sich an, die Sitzung auf 2 Termine auszuweiten, um eine tiefergehende Bearbeitung der Themen zu ermöglichen.

8.1 Reflexion

Ziele

Die TN erhalten einen Rückblick auf die letzte Sitzung und tauschen ihre Erfahrungen der letzten Woche untereinander aus. Dadurch wird auch der Einstieg in die neue Sitzung erleichtert.

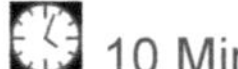 10 Min

Material

- Namensschilder, ggf. ein Ball
- Moderationskarten

Ablauf

Als Einleitung wird eine kleine Gesprächsrunde bzgl. der letzten Sitzung und der letzten Woche begonnen. Die GL fragt nach ob noch Gedanken aufgekommen sind oder ob in der letzten Woche Dinge passiert sind, die geteilt werden möchten. Daraufhin gibt es eine Einleitung in das heutige Thema.

Variante

Den TN soll auch in dieser Sitzung wieder genug Zeit für Austausch gelassen werden. Hierfür sind keine spezifischen Übungen vorgesehen; die GL sollte stets eine Balance anstreben, die zwischen dem Gewähren von Austausch und dem Lenken der Gruppe auf das Wesentliche pendelt.

Reflexion V 8.1

„Willkommen zurück! Schön, dass Sie da sind! Bevor wir ins heutige Thema einsteigen, möchte ich Sie fragen, ob Sie sich in der letzten Woche noch Gedanken über das letzte Thema, Partnerschaft & Sexualität, gemacht haben.

- Ist Ihnen vielleicht aufgefallen, ob Sie in Ihrem Alltag häufig oder selten Ich-Botschaften benutzen?
- Ist es eventuell gelungen, einmal eine zu formulieren?
- Sind Ihnen noch prägende Erlebnisse aus Beziehungen eingefallen und möchten Sie diese teilen?
- Sind ansonsten noch besondere Dinge in der letzten Woche passiert?“

Es sollte darauf geachtet werden, dass jeder dazu kommt, sich zu äußern.
Wenn ein TN großen Redebedarf hat, kann empathisch auf die Zeit nach der Sitzung hingewiesen werden.

Das heutige Thema

„Nachdem wir in der letzten Sitzung über Partnerschaften gesprochen haben und wie wir Beziehungen in unserem Leben erlebt haben, gehen wir heute auf das Thema Männer und Männlichkeit ein. Hierbei liegt der Fokus auf Rollenbildern, die Ihnen vielleicht vorgelebt wurden. Im Rahmen unserer Gruppe möchten wir hierbei auch nochmal den Fokus auf Konsum legen und mögliche Zusammenhänge diskutieren.“

8.2 Rollenbilder

Ziele

Die TN erkennen, welchen Einfluss die verschiedenen Männer ggf. in ihrem Leben gehabt haben. Sie erkennen eine mögliche Verbindung zwischen ihrem Rollenverständnis vom Mann und ihrem Alkoholkonsum.

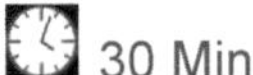 30 Min

Material

- Moderationskarten
- AB 8.2 für jeden TN

Ablauf

Das Thema „Rollenbilder" braucht Zeit und Raum zur Reflexion. Die GL bereitet die TN auf das Thema vor und verteilt anschließend das erste Arbeitsblatt. Hieraus entstehen Gespräche, die unbedingt zu fördern und zu unterstützen sind. Danach folgt das zweite AB 8.2, dessen Zweck es ist, durch Fragen in die Auseinandersetzung mit der eigenen Männerrolle und dem Konsum von Alkohol zu gelangen.

Hinweis

Aufgabe der GL ist es, diesen Zusammenhang immer wieder anzusprechen und die TN zu unterstützen, diesen zu erkennen. Es geht nicht darum, die Verantwortung für Konsum an jemanden abzugeben, sondern darum, zu realisieren, dass der Alkohol aufgrund bestimmter Rollenvorstellungen instrumentalisiert werden kann. Auf verschiede Arten wird der ein oder andere TN sich in den Berichten eines anderen wiederfinden.

Die Beziehung und Gefühle zu meinem Vater V 8.2

Einleitung

„Je nachdem, wie wir aufwachsen, bilden wir unseren Charakter anders, lernen Entscheidungen auf eine bestimmte Art zu treffen und gehen verschieden mit Situationen um. Hierbei spielen unsere Vorbilder und vor allem die Eltern eine große Rolle. Ich würde mich freuen, wenn wir einen aktiven Austausch stattfinden lassen können, genauso ist es aber auch verständlich, wenn es Ihnen schwerfällt, bei diesem Thema offen zu werden. Nach all den Wochen können wir uns gegenseitig stützen und Verständnis zeigen."

Mein Vater

„Wir sprechen nun über Ihre Väter oder Väterfiguren. Sie bekommen gleich ein Blatt mit 8 Fragen. Einige sind zum Ankreuzen, bei anderen werden Sie gebeten, einige Stichworte zu notieren. Bitte denken Sie an die Beziehung zu Ihrem Vater. Falls Ihr Vater aus irgendeinem Grund nicht verfügbar war, gab es vielleicht eine andere männliche Person, die für Sie wie ein Vater war und Ihrer Definition eines Vaters am nächsten kommt. Bitte beantworten Sie die Fragen so gut wie möglich. Es gibt hier kein Richtig oder Falsch, es geht vielmehr darum, dass Sie sich mit der Thematik auseinandersetzen."

Hinweis für die Gruppenleitung

Geben Sie den TN genug Zeit um sich mit den Fragen auseinanderzusetzen. Die Fragen können verschiedene Emotionen in den TN auslösen. Bieten Sie, wenn nötig, Hilfestellungen an. Die TN sollen sich immer möglichst sicher in der Gruppe fühlen können. Fangen Sie Emotionen auf, wenn nötig. Sollten Sie sich in einer Situation wiederfinden, die die Gruppe überfordert, laden Sie den betroffenen TN ein, ein Einzelgespräch für die Thematik zu nutzen.

Die Beziehung und Gefühle zu meinem Vater AB 8.2

1. Mein Vater hat sich nie um mich gekümmert

Stimme gar nicht zu 1 2 3 4 5 6 stimme voll zu

2. Ich wollte nie so werden wie mein Vater

Stimme gar nicht zu 1 2 3 4 5 6 stimme voll zu

3. Mein Vater und ich, wir sprachen/sprechen nicht offen über unsere Gefühle

Stimme gar nicht zu 1 2 3 4 5 6 stimme voll zu

4. Mein Vater hat mir seine Gefühle durch Taten gezeigt, wie zum Beispiel...

____

____

____

____

5. Mein Vater ist ein „echter" Mann und mein Vorbild

Stimme gar nicht zu 1 2 3 4 5 6 stimme voll zu

6. Das Wichtigste was ich von meinem Vater gelernt habe ist...

____

____

____

____

7. Mein Vater wurde von seinem Vater schlecht behandelt

Stimme gar nicht zu 1 2 3 4 5 6 stimme voll zu

8. Welche Verbindung sehe ich zwischen meinem Alkoholkonsum und meiner Beziehung und meinen Gefühlen zu meinem Vater?

____

____

____

____

____

____

____

____

9. Ich bin als Vater ganz anders zu meinen Kindern als er zu mir

Stimme gar nicht zu 1 2 3 4 5 6 stimme voll zu

10. Ich habe Angst, dass meine Kinder auch ein Alkoholproblem entwickeln

Stimme gar nicht zu 1 2 3 4 5 6 stimme voll zu

Wenn Sie mit dem Fragebogen fertig sind, wird dieser noch einmal in der Gruppe rückbesprochen.

- Was fällt Ihnen auf?
- Sind Sie Ihrem Vater ähnlich? Oder sehr unterschiedlich?
- Welche Emotionen fühlen Sie nachdem Sie den Bogen ausgefüllt haben?
- Welche Gedanken gehen Ihnen durch den Kopf?
- War Ihr Vater nur schlecht? Nur gut? Oder beides?

8.3 Ein „richtiger Kerl“

Ziele

Auch andere Männer beeinflussen uns im unserer Entwicklung. Die TN verstehen und hinterfragen die Einflüsse, die andere Menschen, vor allem aber Männer, auf sie haben können.

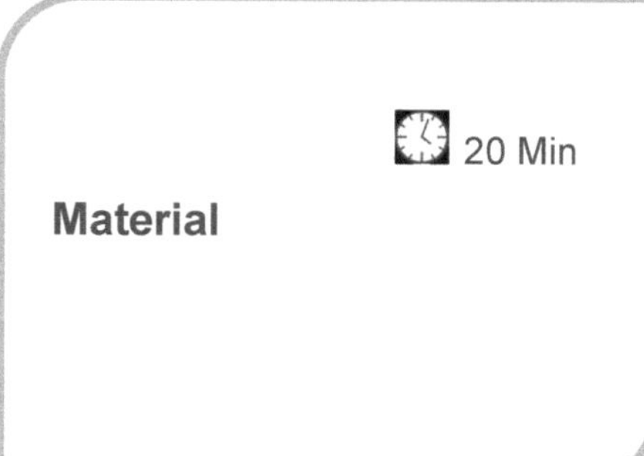

20 Min

Material

Ablauf

Nachdem die Rolle des Vaters hinterfragt wurde, wird die Aufmerksamkeit nun noch einmal auf die Männer gelenkt, die wir uns als Freunde, Kollegen, etc. aussuchen. Freunde, Bekannte, Vorbilder haben alle positive und negative Einflüsse auf unsere Entscheidungen. In der Gruppe werden die Fragen, die die GL bietet als Diskussionsgrundlage genutzt. Hierbei wird noch einmal der Konsum hinterfragt und besser verstanden.

Hinweis

Die GL dient als leitende Kraft und sorgt dafür, dass jeder TN zu Wort kommt, wenn er möchte. Es ist wichtig, dass alle Meinungen noch einmal empathisch hinterfragt werden, Verständnis gezeigt wird und eine rege Diskussion entstehen kann, in der niemand verurteilt wird.

Ein „richtiger Kerl" Ü 8.3

„Mann" sein

„Jetzt sprechen wir über weitere Männer in Ihrem Leben. Das können Jungen Ihres Alters gewesen sein als Sie noch zur Schule gingen, oder Kollegen auf der Arbeit. Ganz gleich, wen Sie nun alles im Sinn haben, oder ob es sich nur um eine einzige Person handelt, die Sie vielleicht schon seit Jahren begleitet. Diskutieren Sie doch bitte in der Gruppe einmal folgende Fragen:

1. Konsumierte ich meinen ersten Alkohol zusammen mit Freunden?
2. Fühlte ich mich nach Alkoholkonsum stark, besonders erwachsen oder besonders männlich?
3. Hatte ich schon einmal Schwierigkeiten mit dem Gesetz in Verbindung mit meinem Konsum? Geschah dies in einer Gruppe von anderen Männern?
4. Habe ich Erfahrungen mit Mutproben oder „Koma-Trinken"?
5. Habe ich schon mal zu Alkohol gegriffen, weil ich mich als Versager gefühlt habe?
6. Kenne ich das Gefühl von Machtlosigkeit meinen Aufgaben gegenüber?
7. Wenn mir alles zu stressig wird, trinke ich, um zu entspannen und um alles für einen Moment vergessen zu können?
8. Seitdem ich nicht mehr arbeite, trinke ich aus Langeweile oder um zu vergessen, dass ich alleine bin.
9. Es gibt Menschen, die mich zum Trinken verleiten. Ich habe trotzdem die Möglichkeit NEIN zu sagen.
10. Ich habe Angst, dass ich nicht als männlich gelte, wenn ich ein Getränk ablehne.

8.4 Hawaiianisches Vergebungsritual „Ho‘ oponopono“

Ziele

Die TN lernen zur Ruhe zu kommen. Außerdem üben sie eine Methode ein, die ihnen helfen kann, Frieden mit vielen Dingen in ihrem Leben zu schließen.

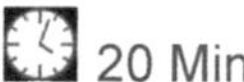 20 Min

Material

- Protokollbogen A0 für interessierte TN
- Evtl. Entspannungsmusik

Ablauf

Wichtig: Während der gesamten Übung sollte die GL darauf achten, dass kein TN einschläft. Die Übung soll zwar zur Entspannung beitragen, bei einer richtigen Durchführung sollte man aber nicht einschlafen.

Sie weist darauf hin, dass die Entspannung durch die wiederholte Übung verstärkt wird. Dies kann im Protokollbogen festgehalten werden (Anhang A0) und die TN erhalten das I 8.4 Blatt, mit der Anleitung zur Übung.

Es folgt die eigentliche Übung. Die GL beginnt mit dem Vortrag vom Text der folgenden Seite. Dieser soll ruhig und langsam vorgetragen werden. Pausenvorgaben sollten unbedingt beachtet werden, um den TN genügend Zeit zum „Spüren“ zu geben. Am Ende der Übung wird gefragt, wie die TN die Übung erlebt haben.

Hinweis

Bedenken Sie, dass Pausen für den Sprecher länger wirken, als sie tatsächlich sind. Versuchen Sie beim Vortragen deswegen die Pausen „auszuhalten“ und zählen Sie während der Pausen langsam wie jeweils vorgegeben.

Rahmenbedingungen

Bei allen Entspannungsübungen sollte dafür gesorgt werden, dass es im Raum ruhig ist und mögliche Ablenkungen vermieden werden.

Ho‘ oponopono

Den folgenden Text möglichst frei, langsam und ruhig vortragen. Die angegebenen Zahlen in den Klammern stehen für Pausen. Sie sollten eingehalten werden, indem die GL stumm und langsam vor sich hinzählt. Wenn die TN in den längeren Pausen unruhig werden, können diese auch verkürzt werden.

„Nehmen Sie eine entspannte Körperhaltung ein. (3) Wenn Sie mögen, können Sie die Augen schließen. Falls Ihnen das unangenehm ist, können Sie auch einen Punkt vor sich fixieren. (2)

Achten Sie zunächst auf Ihre Atmung (5). Beobachten Sie Ihre natürliche Atmung und die Bewegungen in Ihrem Bauch und Brustkorb beim Ein- und Ausatmen (5).
Stellen Sie sich einmal ein warmes helles Licht vor, dass durch Ihren gesamten Körper fließt (3). Es beginnt am Kopf (3), fließt am Hals entlang (2) in Ihre Brust (2), zu Ihrem Herz (5).
Dort breitet es sich warm und wohlig aus (5). Dann fließt es weiter in Ihren Bauch (3), hinunter an Ihren Beinen (3) und zu Ihren Füßen (3). Es umhüllt Sie vollkommen (3) und Sie fühlen sich warm (3), sicher (3), geborgen (4).
Denken Sie nun an eine Situation, oder einen Menschen, die Sie endgültig und in Frieden loslassen möchten (3). Sie sind dabei die ganze Zeit entspannt (3). Spüren Sie nun das warme Licht in Ihrem Körper (2).
Atmen Sie tief ein (3) und aus (3) und wiederholen Sie still für sich: „Es tut mir leid (2). Bitte vergib mir (2). Ich liebe dich (2). Danke (5).“ Atmen Sie tief ein (5) und aus (5).
„Es tut mir leid (5). Bitte vergib mir (5). Ich liebe dich (5). Danke (5).“ Tief ein (5) und aus (5).
„Es tut mir leid (10). Bitte vergib mir (10). Ich liebe dich (10). Danke (10).“
Ein (5). Aus (10).
„Es tut mir leid (10). Bitte vergib mir (10). Ich liebe dich (10). Danke (10).“

Konzentrieren Sie sich nun wieder auf das Licht in Ihrem Körper (3). Beobachten Sie, wie es aus Ihnen hinausströmt (5) und alles um Sie herum in dieses Licht getaucht wird (5). Kommen Sie langsam wieder in Ihrem Körper an (3). Spüren Sie wie sich Ihr

Brustkorb (2) und Ihr Bauch (2) hebt und senkt. Bewegen Sie langsam die Hände (3), die Füße (3), die Arme (3), die Beine (3). Öffnen Sie (2), wenn Sie bereit sind (2) langsam Ihre Augen.

Wenn alle TN die Übung beendet haben, kann die GL einen Erfahrungsaustausch anregen:

• „Wie haben Sie die Übung erlebt?"

• „Hat sich etwas durch die Übung verändert?"

• Wenn die TN bereits andere Entspannungsübungen kennen: „Wie ist die Übung im Vergleich zu den anderen für Sie?"

Hawaiianisches Vergebungsritual „Ho' oponopono" I 8.4

Allgemeine Hinweise

- Setzen oder legen Sie sich als Vorbereitung für die Übung bequem hin.
- Die Übung soll angenehm für Sie sein. Sollte Ihnen irgendetwas unangenehm sein, können Sie die Übung jederzeit unterbrechen oder Ihre Position verändern.
- Wenn möglich schließen Sie während der Übung die Augen oder fixieren Sie einen Punkt vor sich auf dem Boden.

Die Durchführung

Zu Beginn der Übung, werden wir die Aufmerksamkeit auf Ihren Atem richten. Wenn Sie dann entspannt sind, werde ich Sie bitten, sich eine Person oder Situation vorzustellen, der Sie Vergebung schenken möchten. Es kann sich bei dieser Person auch um Sie selbst handeln.
Bei Vergebung geht es nicht darum, dass Ihr Gegenüber es verdienen muss, sondern darum, dass Sie diese Situation, die schlechten Gefühle oder sogar die Person loslassen. Solange etwas oder jemand in ihnen schlechte Gefühle auslösen kann, hat er Macht über sie. Es wird Zeit, diese Macht wieder zu Ihrer eigenen zu machen.
Bitte lassen Sie sich darauf ein! Dann werde ich immer wieder 4 Sätze wiederholen und nach jedem Durchgang eine Pause machen. In der Pause wäre es schön, wenn Sie diese Sätze für sich im Geiste wiederholen würden.
Diese Sätze lauten: „Es tut mir leid. Bitte vergib mir. Ich liebe dich. Danke.". Diese Übung können Sie in Kurzform gerne immer wieder zu Hause oder in stressigen Momenten selbst durchführen. Nehmen Sie einfach ein paar tiefe Atemzüge und wiederholen Sie die Sätze so oft wie nötig. Auch wenn sie manchmal keinen Sinn zu haben scheinen, werden Sie merken, dass es beruhigen kann und hilft, Frieden zu schließen.

8.5 Blitzlicht

Ziele

Das Blitzlicht dient der Reflexion der Sitzung und Ermittlung der TN-Zufriedenheit. Durch die Berücksichtigung der Meinungen der TN können in späteren Sitzungen deren Bedürfnisse besser einbezogen und sie zur weiteren Teilnahme motiviert werden.

 10 Min

Material

- ggfs. Stein und Blume

Ablauf

Die GL bittet um **Rückmeldungen** zur heutigen Sitzung und macht sich ggf. Notizen zu Verbesserungsvorschlägen und Wünschen der TN.
„Wie hat Ihnen die heutige Sitzung gefallen? Ich bitte jeden von Ihnen kurz zu sagen, wie Sie die heutige Sitzung erlebt haben, ob Sie insgesamt eher zufrieden oder unzufrieden damit sind, was Ihnen gefallen hat und was nicht.“

Zum Schluss gibt die GL einen kurzen Überblick über **die Inhalte der nächsten Sitzung** und ermuntert die TN, die Übung zuhause auszuprobieren.

Variante

Die GL lässt nacheinander einen Stein und eine Blume rumgehen. Beim Stein bekommen TN die Impulsfrage „Was liegt mir schwer im Magen, wenn ich an die heutige Stunde denke?“ gestellt, bei der Blume „Was hat mir heute gut gefallen?“

Hinweis

Die GL sollte Kritik annehmen („Danke für den Hinweis“) und nicht versuchen sich zu rechtfertigen.

Rückmeldungen der VIKTOR Partnerstellen

Je nach Redebedarf kann es dazu kommen, dass die zeitliche Einteilung nicht ausreicht. Achten Sie hierbei auf den grünen Kasten der Priorisierung zu Beginn der Sitzung oder weisen Sie auf den freien Austausch vor und nach den Sitzungen oder auf die Möglichkeit eines Einzelgesprächs hin.

Sitzung 9 - Zukunftsvisionen & Visualisierung

Zeitübersicht

10 Min	1. Reflexion	Begrüßung und Rückblick
30 Min	2. Umgang mit meinem Konsum	Verhaltenskonsequenzen
20 Min	3. Mein Zukunfts-Ich	Diskussion & Ausblick
20 Min	4. Fantasiereise mit Zielorientierung	Entspannungsübung
10 Min	5. Blitzlicht	Abschlussrunde
= 90 Minuten Zeitbedarf + ggf. Zeit für formlosen Austausch		

Materialien

- Präsentationsfolien/ Ausdrucke - Stifte für die TN - Uhr; Namensschilder - ggf. ein kleiner Ball, ein Stein und eine Blume	- Moderationskarten

Priorisierung: Bei möglichen Schwierigkeiten beim Einhalten des Zeitplans, sollte die GL darauf achten, dass insbesondere die folgenden Einheiten bearbeitet werden:

- AB 9.2: Vier-Felder-Schema

Gegebenenfalls bietet es sich an, die Sitzung auf 2 Termine auszuweiten, um eine tiefergehende Bearbeitung der Themen zu ermöglichen.

9.1 Reflexion

Ziele

Die TN erhalten einen Rückblick auf die letzte Sitzung und tauschen ihre Erfahrungen der letzten Woche untereinander aus. Dadurch wird auch der Einstieg in die neue Sitzung erleichtert.

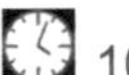 10 Min

Material

- Namensschilder, ggf. ein Ball
- Moderationskarten

Ablauf

Als Einleitung wird eine kleine Gesprächsrunde bzgl. der letzten Sitzung und der letzten Woche begonnen. Die GL fragt nach ob noch Gedanken aufgekommen sind oder ob in der letzten Woche Dinge passiert sind, die geteilt werden möchten. Daraufhin gibt es eine Einleitung in das heutige Thema.

Variante

Die GL lässt nacheinander einen Stein und eine Blume rumgehen. Beim Stein bekommen TN die Impulsfrage „Was liegt mir schwer im Magen, wenn ich an die heutige Stunde denke?“ gestellt, bei der Blume „Was hat mir heute gut gefallen?“

Hinweis

Die GL sollte Kritik annehmen („Danke für den Hinweis“) und nicht versuchen sich zu rechtfertigen.

Reflexion V 9.1

„Willkommen zurück! Schön, dass Sie da sind!
Fangen wir doch damit an, dass Sie wieder einen kleinen Einblick in Ihre letzte Woche geben und auch erzählen, ob Sie noch Inhalte der letzten Sitzung beschäftigt haben. Haben Sie noch über die Väter oder die typischen Männerrollen nachgedacht?"

Das Thema Zukunft
„Da wir uns langsam dem Abschluss der Gruppensitzungen zuwenden, möchten wir heute, nachdem wir viel über die Vergangenheit gesprochen haben, den Blick auf die Zukunft richten. Einerseits möchte ich mit Ihnen in einer kleinen Übung ausprobieren, wie Sie mit neuen oder auch alten Kontakten mit ihrer Konsumvergangenheit umgehen können. Hier werden wir gemeinsam überlegen, was langfristig ein hilfreicherer Umgang wäre und wie wir dies kommunizieren können.

Danach möchte ich mit Ihnen gerne Ihr Zukunfts-Ich kennenlernen. Das Zukunfts-Ich ist eine Darstellung von sich selbst, die für uns erreichbar ist, uns in manchen Aspekten schon ähnelt, in anderen jedoch noch eine Wunschvorstellung ist. Dieses Zukunfts-Ich dient als Zielorientierung. Es wird Ihnen helfen, auch nach Abschluss unseres Programms das Ziel im Auge zu behalten. Die ersten Schritte haben wir gemeinsam gemeistert, die nächsten müssen Sie selbst in Angriff nehmen.
Natürlich ist es auch wichtig, dass Sie sich eine unterstützende Selbsthilfegruppe oder psychologische Unterstützung suchen oder mit Hilfe Ihrer Ressourcen und Menschen um Sie herum, die Ziele weiterverfolgen können, da dies allein oft schwerfällt.

Am Ende werden wir eine besondere Entspannungsübung machen, in der wir uns dieses Zukunfts-Ich mit Hilfe einer Gedankenreise bildlich vorstellen.

Haben Sie dazu noch Fragen?"

9.2 Umgang mit meinem Konsum

Ziele

Die TN sollen sich noch einmal vor Augen führen, dass die langfristigen positiven Folgen der Abstinenz neben den kurzfristigen negativen Folgen herausstechen.

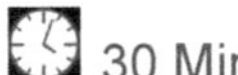 30 Min

Material

- AB 9.2 ausgedruckt für jeden TN
- Moderationskarten

Ablauf

Jeder TN erhält ein AB 9.2, auf dem der Umgang mit dem Konsum hinterfragt wird, indem kurzfristige und langfristige Nutzen und Konsequenzen des Verhaltens aufgeschrieben werden. Reihum werden die Konsequenzen jedes Einzelnen besprochen und geklärt, dass die positiven Langzeitfolgen – z. B. weniger Beschwerden, mehr sozialer Kontakt, Rückkehr in Alltag – neben den kurzfristigen negativen Konsequenzen – Trinkdruck, Erklären der Situation bei Freunden/ Familie, zeitweise Einschlafprobleme – doch wünschenswerter sind. Die TN sollten erkennen, dass es sich lohnt den Konsum abzulegen.
Im Anschluss sollen die TN sich in Zweiergruppen zusammenfinden, in denen sie jeweils ein TN das Zukunfts-Ich des Anderen darstellt. Die TN sollen quasi sich selbst gegenübersitzen und sich die Vorteile und Motivation für eine Abstinenz erklären.

Hinweis

Die GL unterstützt mit Verständnis und Empathie. Die GL kann aushelfen, wenn das Sammeln von positiven Konsequenzen der Abstinenz schwerfällt. Generell sollte dir Gruppe gemeinsam diskutieren und überlegen.
In der Gruppenarbeit sollte die GL aufmerksam für Situationen sein, in denen sich TN nicht wohlfühlen könnten.

Vier-Felder-Schema AB 9.2

Was passiert, wenn ich abstinent werde ...

Positive kurzfristige Folgen:	**Negative kurzfristige Folgen:**
Positive langfristige Folgen:	**Negative langfristige Folgen:**

Was fällt auf?

Langfristig zu denken, hilft das Ziel im Auge zu behalten!

Umgang mit meinem Konsum — Ü 9.2

Rollenspiel

Die TN suchen sich einen Partner, mit dem sie die Übung durchführen möchten. Es sollte darauf geachtet werden, dass jede Zweiergruppe einen ruhigen Platz finden kann, an welchem sie nicht durch andere Gruppen gestört werden.

Die TN haben dafür etwa 20 Minuten Zeit. In dieser Zeit sollte jeder TN einmal das Ich des Partners darstellen. Die TN setzen sich gegenüber voneinander hin und sprechen „mit sich selbst" über die Vorteile der Abstinenz. Die Gruppenpartner sollten erst nur zuhören, nicht werten oder verurteilen und wenn, dann nur Lob äußern.
Die GL geht von Gruppe zu Gruppe, um intervenieren zu können, wenn die TN sich verletzende Rückmeldungen geben. Beleidigen oder Kritisieren des Gruppenpartners ist nicht erlaubt!

Nachbesprechung

Nachdem die Gruppen das Rollenspiel beendet haben und sich wieder in der großen Gruppe einfinden, gibt es eine Nachbesprechung der Erfahrung.
Mögliche Bedenken werden gesammelt und auf dem Flipchart notiert. Die Gruppe soll sich auf die kurz- und langfristigen Konsequenzen dieser Erfahrung beziehen und die langfristige positive Folge soll im Fokus stehen.

Die Erfahrung soll außerdem als Überleitung in den nächsten Tagespunkt dienen. Im Folgenden können die TN ihren Wunschumgang und die erwarteten positiven Folgen im Licht einer Zukunftsperspektive sehen.

9.3 Mein Zukunfts-Ich

Ziele

Ziele und Wünsche sollen verstärkt gefestigt werden. Die Möglichkeit, sich neu zu erfinden oder wiederzufinden, nachdem der Konsum erfolgreich reduziert wurde, wird aufgezeigt.

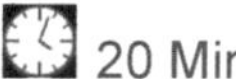 20 Min

Material

- Ressourcenkarten ausgedruckt & zugeschnitten
- Moderationskarten

Ablauf

Um das positive Selbstbild in der Zukunft zu festigen, werden die Ressourcenkarten genutzt. Jeder TN bekommt eine Karte. Diese werden reihum vorgelesen und jeder schreibt seine Gedanken dazu auf eine Moderationskarte. Die TN können ihre Gedanken in der Gruppe besprechen und die Gruppe kann sich gegenseitig bestärken.

Hinweis

Die GL fungiert in der Ressourcenrunde als eine motivierende, unterstützende und wertschätzende Kraft. Menschen, die selbst nicht an sich glauben, brauchen jemanden, der es tut. Bedenken sollen wahrgenommen werden und dann durch die Bearbeitung dieser mit Hilfe von bekannten Materialien beschwichtigt werden
Hier kann auch nochmal auf das Thema 2 hingewiesen werden, indem das Dreieck zwischen Denken, Fühlen und Handeln besprochen wurde. Durch die Ressourcenaktivierung, die gedankliche Umstrukturierung und die generelle Motivation an sich zu arbeiten, können die TN ihre Ziele erreichen!

Mein Zukunfts-Ich V 9.3

„Jeder Tag bietet die Möglichkeit, sein Leben anders zu gestalten und Schritte in eine glücklichere Zukunft zu gehen. Dieses Zukunfts-Ich ist uns vielleicht noch fremd, aber je mehr wir uns mit unseren Wünschen und Zielen in Bezug auf die Zukunft auseinandersetzen, desto mehr festigt sich ein erreichbares Bild. Um uns hierüber auszutauschen, bitte ich Sie nun alle eine der Ressourcenkarten zu nehmen. Diese lesen wir reihum vor und ich schreibe den Satz an die Tafel/Flipchart. Jeder von Ihnen kann auf einer Moderationskarte diesen Satz kopieren sowie mögliche Ideen, Anregungen und Gedanken festhalten. Wenn Sie möchten, können Sie diese auch danach mit uns teilen.
So machen wir es reihum, bis wir alle Ressourcenkarten besprochen haben."

Die Ressourcenkarten der folgenden Seite werden besprochen...

Mit Bedenken umgehen
„Sicherlich haben Sie neben positiven Aussichten auch Bedenken und Sorgen. Teilen Sie diese mit uns, wir versuchen Sie da zu beruhigen! Sie werden sehen, dass es hier wahrscheinlich vielen ähnlich geht und auch das kann beruhigend sein.

Wie Sie sich sicherlich erinnern, haben wir ganz am Anfang unserer Sitzungen ein Dreieck besprochen. Dieses Dreieck besteht aus Gedanken, Gefühlen und Verhalten (Dreieck anmalen). Wenn Sie sich sorgen, sind es Ihre Gedanken, die Ihre Gefühle, wie vielleicht Ihren Optimismus, und Ihr Verhalten, wie zum Beispiel das Aktivwerden und Anrufen von jemandem, verhindern. Gleichzeitig können Sie auch Ihrer Sorge entgegenwirken, indem Sie trotzdem anrufen und versuchen, nicht auf diese automatischen Gedanken zu hören. Sie werden sehen, dass Ihre Sorgen meistens unbegründet sind.

Gibt es Fragen oder Gedanken, die Sie noch in der Gruppe besprechen möchten?

Am Ende machen wir nun noch eine besondere gedankliche Reise!"

Ressourcenkarten (zum zurechtschneiden)

Was ist mir wichtig? Wofür setze ich mich ein?

3 Albernheiten, die ich gern mal probieren würde…

Was ist das Beste, das Andere über mich sagen?

Welches neue Vorhaben würde mich reizen?

Was könnte ich Anderen erklären, zeigen, vermitteln?

Was wünsche ich mir von mir selbst?

Wenn ich mich neu erfinden müsste, würde ich...

Wo will ich in einem Jahr stehen? In 5 Jahren? In 10?

Was kann ich heute tun um meine Wünsche zu erreichen?

Was will ich mir in meinem Leben noch gönnen?

9.4 Fantasiereise zur Zielorientierung

Ziele

Durch die Visualisierung der Ziele in einer Fantasiereise werden tiefliegende Strukturen aktiviert, die die Zielverfolgung vereinfachen können.

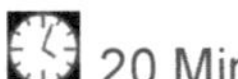

20 Min

Material

- Protokollbogen für interessierte TN
- Evtl. Entspannungsmusik

Ablauf

Wichtig: Während der gesamten Übung sollte die GL darauf achten, dass kein TN einschläft. Die Übung soll zwar zur Entspannung beitragen, bei einer richtigen Durchführung sollte man aber nicht einschlafen.

Sie weist darauf hin, dass die Entspannung durch die wiederholte Übung verstärkt wird. Dies kann im Protokollbogen festgehalten werden (Anhang A0).

Es folgt die eigentliche Übung. Die GL beginnt mit dem Vortrag vom Text der folgenden Seite. Dieser soll ruhig und langsam vorgetragen werden. Pausenvorgaben sollten unbedingt beachtet werden, um den TN genügend Zeit zum „Spüren" zu geben. Am Ende der Übung wird gefragt, wie die TN die Übung erlebt haben.

Rahmenbedingungen

Bei allen Entspannungsübungen sollte dafür gesorgt werden, dass es im Raum ruhig ist und mögliche Ablenkungen vermieden werden.

Fantasiereise zur Zielverfolgung

Den folgenden Text möglichst frei, langsam und ruhig vortragen. Die angegebenen Zahlen in den Klammern stehen für Pausen. Sie sollten eingehalten werden, indem die GL stumm und langsam vor sich hinzählt. Wenn die TN in den längeren Pausen unruhig werden, können diese auch verkürzt werden.

„Ich werde Sie gleich mit einem Zug in die eigene Zukunft fahren lassen. Lassen Sie Ihren Gedanken einfach freien Lauf und entspannen Sie sich dabei, hierbei geht es nur um Sie und Ihre Wünsche und Vorstellungen.

Machen Sie es sich bequem und gemütlich. Schließen Sie die Augen und kommen Sie mit auf eine Reise in die Welt der Fantasie. Sie sind ganz ruhig und hören nur auf meine Worte (5). Alles andere ist unwichtig, alle anderen Geräusche sind Ihnen völlig gleichgültig und Sie hören nur auf meine Worte (5) – völlig ruhig und entspannt. Lassen Sie Ihre Gedanken einfach fließen, lassen Sie es einfach geschehen (5). Ihre Arme sind schwer, (5) ganz schwer. Ihre Beine sind schwer, (5) ganz schwer. Ihr ganzer Körper ist schwer, (5) ganz schwer.

Vielleicht spüren Sie, wie ein Teil Ihres Körpers warm wird (5). Nach und nach zieht diese Wärme durch Ihren ganzen Körper (5). Ihr ganzer Körper ist jetzt warm und völlig entspannt (10).

Atmen Sie ruhig ein und aus (5), ein - und – aus (5). Während Sie einatmen, nehmen Sie die Ruhe in sich auf (5). Beim Ausatmen spüren Sie, wie die Ruhe durch den ganzen Körper fließt, der jetzt angenehm warm und völlig entspannt ist (10).

Stellen Sie sich vor, die Türe öffnen sich. Ein freundlicher Herr in Schaffneruniform kommt auf Sie zu. (5)

Er lädt Sie ein, einen Zeitreisezug zu besteigen. Sie überlegen kurz, dann steigen Sie ein. Sie haben ein eigenes Abteil in diesem gemütlichen Zug. (5)

Stellen Sie sich das Abteil genau vor. (5)

Während Sie das Abteil betrachten, kommt der Schaffner zu Ihnen. (3)

„Einmal in die Zukunft und wieder retour.“, sagen Sie mutig zu ihm. Der Schaffner nickt und verabschiedet sich mit einem kurzen „Wir starten in Kürze“.
Nun fährt der Zug los. Als ob die Schwerkraft aufgehoben wäre, schweben Sie durch Raum und Zeit. (5)
Dann fahren Sie in einen Bahnhof ein. Sie steigen aus und gehen zu einem großen Fest. (5)

Nach einiger Zeit bemerken Sie, dass es Ihre eigene Geburtstagfeier ist! Aber erst die des nächsten Jahres. (5)
Wer ist zum Fest eingeladen? (5)
Stellen Sie sich die Gesichter der Menschen vor, die Sie gerne dabei hätten. (5)
Welche Geschenke bekommen Sie, um Ihren Hobbys nachgehen zu können? (5)
Was ist im Augenblick wichtig für Sie? (5)
Doch der Schaffner gibt bereits das Signal zur Weiterfahrt. Die Reise geht weiter. Eine Weile sitzen Sie wieder im Abteil und schauen aus dem Fenster (5).

An der nächsten Haltestelle merken Sie, dass Sie noch ein paar Jahre älter geworden sind. 5 Jahre insgesamt (5).
Sie steigen aus dem Abteil und jemand Vertrautes läuft winkend auf Sie zu (5). Wer ist diese Person? Wie fühlt es sich an? (5) Zusammen setzen Sie sich auf eine Parkbank, umrandet von grünen Büschen und Bäumen. Als ob Sie die Person schon länger nicht mehr gesehen hätten, erzählen Sie ihr oder ihm, wie es Ihnen heute geht. Sie beginnen damit, offen über ihre ehemaligen Probleme zu sprechen und die Person hört Ihnen aufmerksam zu (10).

Sie erzählen, welche Dinge Ihnen schwergefallen sind aber auch was Sie alles erreicht haben (10). Sie erzählen, was Sie für neue Hobbies Sie für sich entdeckt haben (5). Sie erzählen, wie Sie Dinge heute anders angehen (5). Sie erzählen, dass Sie täglich neu lernen (5). Sie erzählen, dass Sie Kontakte geknüpft haben und alte Freundschaften haben aufleben lassen (5). Sie sind selbst ganz verblüfft von Ihren Erfolgen und Misserfolgen, aus denen Sie ebenfalls viel gelernt haben (5). Die Person findet liebe und lobende Worte und macht Ihnen Mut (5).

Sie genießen noch einmal den Moment dort auf der Parkbank. Die Sonne kitzelt Ihr Gesicht (5). Sie verschaffen sich noch einmal ein Bild von Ihrer momentanen Situation (10), dann hören Sie den Zug, er fährt gleich weiter. Sie verabschieden sich, machen sich auf den Weg zum Abteil und steigen wieder ein. (5)
In Windeseile fährt der Zug weiter. Sie genießen die Aussicht vorbei an fließenden Gewässern und leichten Hügeln (5). Irgendwann wird der Zug langsamer. Sie fahren wieder in Ihren Heimatbahnhof ein. Irgendwie kommt er Ihnen anders vor, ruhiger, heller und angenehm (5).
Sie freuen sich nach Hause zu kommen. Sie wissen, wie Ihre Zukunft aussehen kann (5). Nette Menschen können da sein. Stolz können Sie auf sich sein. Rückblickend haben Sie einige Ziele erreicht und sich Neue gesetzt (5).
Die Ziele fühlen sich nun nicht mehr unmöglich an. Sie wissen, es ist wert sich dafür anzustrengen (5).
Sie schlendern langsam nach Hause. Die Sonne kitzelt Ihr Gesicht und Sie lächeln in Erinnerung an Ihre Zukunft (10).

Atmen Sie tief ein und aus. Lassen Sie die Augen noch einen Moment geschlossen und genießen Sie die Ruhe um sich herum (10)! Nichts stört, es gibt kein Geräusch zu hören (5). Sie sind ganz ruhig und entspannt (5). Atmen Sie tief durch (3 - 4-mal)! Nehmen Sie sich so viel Zeit wie Sie brauchen (10)! Wenn Sie bereit sind, wachen Sie langsam wieder auf!
Recken Sie nun die Arme. Strecken Sie sich, wenn Sie wollen (5)! Öffnen Sie nun langsam Ihre Augen! Sie gewöhnen sich langsam wieder an das Licht und finden sich wieder im Raum zurück.

Wenn alle TN die Übung beendet haben, kann die GL einen Erfahrungsaustausch anregen:

• „Wie haben Sie die Übung erlebt?“
• „Hat sich etwas durch die Übung verändert?“
• Wenn die TN bereits andere Entspannungsübungen kennen: „Wie ist die Übung im Vergleich zu den anderen für Sie?“

9.5 Blitzlicht

Ziele

Das Blitzlicht dient der Reflexion der Sitzung und Ermittlung der TN-Zufriedenheit. Durch die Berücksichtigung der Meinungen der TN können in späteren Sitzungen deren Bedürfnisse besser einbezogen und sie zur weiteren Teilnahme motiviert werden.

 10 Min

Material

- ggfs. Stein und Blume
- **Materialmappe mit allen Materialien zur letzten Sitzung mitbringen**

Ablauf

Die GL bittet um **Rückmeldungen** zur heutigen Sitzung und macht sich ggf. Notizen zu Verbesserungsvorschlägen und Wünschen der TN.
„Wie hat Ihnen die heutige Sitzung gefallen? Ich bitte jeden von Ihnen kurz zu sagen, wie Sie die heutige Sitzung erlebt haben, ob Sie insgesamt eher zufrieden oder unzufrieden damit sind, was Ihnen gefallen hat und was nicht."

Zum Schluss gibt die GL einen kurzen Überblick über **die Inhalte der nächsten Sitzung** und ermuntert die TN, die Übung zuhause auszuprobieren.

Variante

Die GL lässt nacheinander einen Stein und eine Blume rumgehen. Beim Stein bekommen TN die Impulsfrage „Was liegt mir schwer im Magen, wenn ich an die heutige Stunde denke?" gestellt, bei der Blume „Was hat mir heute gut gefallen?"

Hinweis

Die GL sollte Kritik annehmen („Danke für den Hinweis") und nicht versuchen sich zu rechtfertigen.

Rückmeldungen der VIKTOR Partnerstellen

Laut dem Feedback der Kooperationsstellen fanden manche Teilnehmer die Übung „mein Zukunfts-Ich“ teilweise unverständlich. Daher sollte hier auf eine genaue Erläuterung der Übung geachtet werden und darauf, dass es kein „richtig oder falsch“ gibt. Die Ressourcenkarten sollen einen erweiterten Austausch ermöglichen, der je nach Gruppe anders verlaufen kann. Es kann zu Beginn der Übung helfen gemeinsam über die Karten zu sprechen und auch als Gruppenleitung eigene Ideen einzubringen.
Je nach Redebedarf kann es dazu kommen, dass die zeitliche Einteilung nicht ausreicht. Achten Sie hierbei auf den grünen Kasten der Priorisierung zu Beginn der Sitzung oder weisen Sie auf den freien Austausch vor und nach den Sitzungen oder auf die Möglichkeit eines Einzelgesprächs hin.

Sitzung 10 - Auf der Zielgeraden...

Zeitübersicht

10 Min	1. Reflexion	Begrüßung und Rückblick
20 Min	2. Der innere Navigator	Übung
30 Min	3. Schatztruhe oder Koffer / Flaschenpost	Abschlussrituale
20 Min	4. Body Scan	Achtsamkeitsübung
10 Min	5. Blitzlicht	Abschlussrunde
= 90 Minuten Zeitbedarf + ggf. Zeit für formlosen Austausch		

Materialien

- Präsentationsfolien/ Ausdrucke - Stifte für die TN - Uhr; Namensschilder - ggf. ein kleiner Ball, ein Stein und eine Blume	- Moderationskarten - Materialmappe

Priorisierung: Bei möglichen Schwierigkeiten beim Einhalten des Zeitplans, sollte die GL darauf achten, dass insbesondere die folgenden Einheiten bearbeitet werden:

- V 10.3.1: Schatztruhe oder Koffer
- V 10.3.2: Flaschenpost
- I 10.4: Bodyscan

Gegebenenfalls bietet es sich an, die Sitzung auf 2 Termine auszuweiten, um eine tiefergehende Bearbeitung der Themen zu ermöglichen.

10.1 Reflexion

Ziele

Die TN erhalten einen Rückblick auf die letzte Sitzung und tauschen ihre Erfahrungen der letzten Woche untereinander aus. Dadurch wird auch der Einstieg in die neue Sitzung erleichtert.

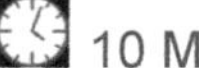 10 Min

Material

- Namensschilder, ggf. ein Ball
- Moderationskarten

Ablauf

Als Einleitung wird eine kleine Gesprächsrunde bzgl. der letzten Sitzung und der letzten Woche begonnen. Die GL fragt nach ob noch Gedanken aufgekommen sind oder ob in der letzten Woche Dinge passiert sind, die geteilt werden möchten. Daraufhin gibt es eine Einleitung in das heutige Thema.

Variante

Den TN soll auch in dieser Sitzung wieder genug Zeit für Austausch gelassen werden. Hierfür sind keine spezifischen Übungen vorgesehen; die GL sollte stets eine Balance anstreben, die zwischen dem Gewähren von Austausch und dem Lenken der Gruppe auf das Wesentliche pendelt.

Reflexion V 10.1

„Willkommen zurück! Schön, dass Sie da sind!
Ich würde gerne erst einmal erfahren, ob es in der letzten Woche besondere Ereignisse gab und ob die letzte Sitzung Sie noch beschäftigt hat.
Außerdem würde ich mich freuen, wenn jeder von Ihnen noch einmal das Emotionsprotokoll hervorholt und wir schauen, wie es bei jedem Einzelnen funktioniert."

Falls TN beschreiben, dass sie das Protokoll nicht oder wenig genutzt haben:

- Bitte versuchen Sie in Zukunft ein paar Minuten am Tag Zeit frei zu räumen, um Ihren Tag noch einmal Revue passieren zu lassen. Wir können Ihnen hier nur die Werkzeuge zu einer Verbesserung bieten, an sich arbeiten müssen Sie letztendlich selbst."

TN, die sich Mühe geben das Protokoll auszufüllen, dürfen lobende Worte halten:

- „Schön, dass Sie es bereits versuchen, ich kann Ihnen weiterhin nur anraten, das Protokoll möglichst täglich auszufüllen. Ich versichere Ihnen, dass Sie nach einer Weile merken, dass es guttut, sich selbst und den Tag besser zu beobachten."

Der Endspurt

„Heute wollen wir nochmal wichtige Aspekte aus unseren Sitzungen aufgreifen und unsere einst gesetzten Ziele überprüfen. Außerdem wollen wir uns über unsere Pläne nach VIKTOR unterhalten. Am Ende werden wir noch eine Entspannungsübung machen, heute ist dies eine geleitete Visualisierung.
Zusätzlich können wir nach den Sitzungen noch über einen gemeinsamen Ausflug sprechen.

Gibt es dazu eine Frage?"

10.2 Der innere Navigator

Ziele

Die TN reflektieren eigene Ressourcen und bringen sie mit Zielen und zukünftigen Herausforderungen in Verbindung. Sie machen sich bewusst, welche Veränderungen sie bereits erreicht haben.

20 Min

Material

- AB 10.2

Ablauf

Jeder TN erhält AB 10.2. Nach einer kurzen Einleitung, in der auch der Begriff „innerer Navigator“ erläutert wurde (s. u.), sollten die TN ausreichend Zeit bekommen, die Fragen für sich zu beantworten und sich Notizen zu machen. Anschließend wird die Übung mündlich in der Gruppe besprochen.

- „Die folgende Übung soll Ihnen dabei helfen, sich über Ihre persönlichen Stärken, gemachte Veränderungen und Ihre Ziele bewusst zu werden. Es geht sozusagen um Ihren **inneren Navigator**, der Ihnen zeigt, an welchem Punkt Sie gerade stehen und was, angesichts Ihrer persönlichen Stärken, der beste Weg ist, um zukünftige Ziele zu erreichen.“
- „Nehmen Sie sich ausreichend Zeit, um die einzelnen Fragen zu beantworten. Wir werden anschließend kurz in der Gruppe besprechen, wie es Ihnen mit der Übung ergangen ist.“

Nach einigen Minuten oder wenn niemand mehr schreibt, bittet die GL die TN reihum ihre Notizen mit den anderen zu teilen.

Hinweis

- Die Übung eignet sich besonders für Menschen, denen es schwerfällt, Veränderungen, die sie schon bewirkt haben, wahrzunehmen und zu akzeptieren.
- Als Hilfestellung kann für diese Übung auch nochmal eine Übersicht über die behandelten Themen der Intervention an die Wand geworfen/ aufgehängt werden.

Quelle: Klein et al. (2020)

Der innere Navigator AB 10.2

Wenn Sie an die letzten Wochen zurückdenken, was haben Sie erreicht, auf das Sie besonders stolz sind?

Was an Ihnen hat Ihnen dabei geholfen, die gemachten Veränderungen zu planen, umzusetzen und aufrechtzuhalten?

Welche Veränderungen sind Ihnen schon recht leichtgefallen?

Welche fallen Ihnen noch schwer?

Wie können Sie die Erfahrungen, die Sie hier in den letzten Wochen gemacht haben, für zukünftige Herausforderungen nutzen?

Quelle: Klein et al. (2020)

10.3 Schatztruhe oder Koffer / Flaschenpost

Ziele

Die TN sollen unterscheiden, zwischen Verhaltensweisen oder Erlebnissen, die sie hinter sich lassen wollen und Eigenschaften oder Geschehnissen, die sie schätzen. Hierdurch entstehen ein Abschluss und ein Neuanfang.

 30 Min

Material

- Moderationskarten
- Stifte und Papier
- Koffer und Truhe/ Kartons/ angemalte Version mit Heftzwecken

Ablauf

Alle TN haben die Möglichkeit, eigene Begriffe oder Aussagen aufzuschreiben, vorzulesen, und sie anschließend entweder in eine Schatztruhe zu legen oder in einen alten abgewetzten Koffer (oder Abbildungen davon).
In die Schatztruhe gehören positive und in den Koffer negative, belastende Begriffe und Aussagen.

Beispiele für die Schatztruhe:
Meine jetzige Lebensform – Zuversicht – Humor – Lebensfreude – Akzeptanz – Kraft – endlich ICH sein können – Eigenliebe – positives Denken – Gesundheit – Vergangenheit – Eigeninitiative – Kontakte – Entschlossenheit

Beispiele für den Kofferinhalt:
Sorgen – Überforderung – Gewalt – Angst – Traurigkeit – Einsamkeit – Kindheit – Hoffnungslosigkeit – Vergangenheit – Depressionen – vermindertes Selbstwertgefühl – negative Stimmung – Perfektionismus – Gefühl von Gefangensein

Am Ende wird gemeinsam gesammelt, welche Begriffe aufgekommen sind. Wenn die TN möchten, können Sie Ihre Wahl etwas erläutern.

Abschließend kann das Abschlussritual („Flaschenpost“) stattfinden, bei dem die TN sich gegenseitig wertschätzende Notizen mitgeben können.

Schatztruhe oder Koffer V 10.3.1

„Um die letzten Wochen noch einmal Revue passieren zu lassen, habe ich Ihnen hier etwas mitgebracht, um Ihre Gedanken, Gefühle und Verhalten zu sortieren, quasi die Spreu vom Weizen zu trennen.“

Entweder hat die GL tatsächlich einen Koffer und eine Truhe mitgebracht, es können aber auch eine Schatztruhe und ein Koffer an das Flipchart/Tafel/ein großes Papier gemalt werden, an die die TN ihre Moderationskarten mit den jeweiligen Empfindungen anheften können.

„Es gibt eine Schatztruhe, in die wir alle unsere positiven Einsichten, schönen Gefühle, Eigenschaften, die uns weiterbringen und Ressourcen reinlegen können. Diese sind uns wertvoll und wir möchten sie nicht mehr missen. Das könnten Dinge sein, wie Meine jetzige Lebensform – Zuversicht – Humor.
Auf der anderen Seite gibt es einen Koffer. In diesen packen wir alle, was wir weit, weit weg schicken wollen. Alle Lasten und Eigenschaften, die uns im Weg stehen, Gefühle, die uns herunterziehen, negative Gedanken, alles was wir nicht weiter mit uns herumtragen möchten, packen wir in den Koffer. Das könnte sowas sein, wie Sorgen – Überforderung – Gewalt.

Schreiben Sie einfach auf Ihre Karten auf, was Ihnen in den Kopf kommt. Falls es Ihnen schwerfällt, können wir später auch nochmal gemeinsam überlegen.“

Am Ende der Übung sollten die gefundenen Worte noch einmal von der GL zusammengefasst werden. Löbliche Worte unterstützen den positiven rückblickenden Effekt der Übung.

Flaschenpost V 10.3.2

Jeder TN erhält ein leeres DinA4 Blatt und schreibt seinen Namen an den oberen Rand. Danach gibt jeder reihum sein Blatt weiter. Auf dem nun erhaltenen Blatt kann jeder TN eine wertschätzende Notiz, einen Wunsch oder etwas anderes Positives schreibe, dass an die Person, deren Name auf dem Blatt steht gerichtet ist. Danach klappen die TN das Blatt unterhalb des eigenen Kommentars um, sodass wieder nur der Name der Person zu sehen ist und geben es an den nächsten TN. Jeder TN erhält somit einmal das Blatt von jedem anderen TN. Es sollte immer nur der Name zu sehen sein und die Kommentare im Ziehharmonika-Stil weggefaltet werden. Am Ende erhält jeder TN wieder das Blatt mit seinem eigenen Namen.

„Abschließend würde ich mit Ihnen gerne noch eine Übung durchführen, die sogenannte Flaschenpostübung. Es geht hierbei darum, sich gegenseitig noch etwas mit auf den Weg zu geben. Jeder von Ihnen bekommt ein Blatt, schreibt seinen Namen drauf und knickt es um, dann gibt er es weiter. Jeder erhält nun ein anderes Blatt und kann demjenigen, dessen Blatt er erhalten hat, eine Notiz mit auf den Weg geben. Dies geschieht nun reihum, so dass jeder von jedem ein abschließendes Wort erhält. Bitte achten Sie darauf, die Notiz wertschätzend zu verfassen, sie soll als Abschlussnachricht dienen. Dieses Blatt können Sie sich zuhause aufhängen oder vielleicht wirklich zu einer Flaschenpost verwandeln. Manchmal hilft es positive Notizen, Komplimente oder Erinnerungen zu haben, die man in schlechten Zeiten herausholen kann.

„Auch in der letzten Sitzung führen wir noch eine Achtsamkeitsübung durch. Machen Sie es sich bequem."

10.4 Body-Scan

Ziele

Mit Hilfe der Visualisierung sehen die TN ein positives Selbstbild, wie sie es sich wünschen.

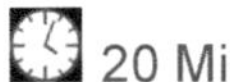 20 Min

Material

- Evtl. Entspannungsmusik
- I 10.4 für interessierte TN
- Anhang A0

Ablauf

Wichtig: Während der gesamten Übung sollte die GL darauf achten, dass kein TN einschläft. Die Übung soll zwar zur Entspannung beitragen, bei einer richtigen Durchführung sollte man aber nicht einschlafen.

Sie weist darauf hin, dass die Entspannung durch die wiederholte Übung verstärkt wird. Dies kann im Protokollbogen festgehalten werden (Anhang A0).

Es folgt die eigentliche Übung. Die GL beginnt mit dem Vortrag von Text der folgenden Seite. Dieser soll ruhig und langsam vorgetragen werden. Pausenvorgaben sollten unbedingt beachtet werden, um den TN genügend Zeit zum „Spüren" zu geben. Am Ende der Übung wird gefragt, wie die TN die Übung erlebt haben.

Rahmenbedingungen

Bei allen Entspannungsübungen sollte dafür gesorgt werden, dass es im Raum ruhig ist und mögliche Ablenkungen vermieden werden.

Hinweis

Bedenken Sie, dass Pausen für den Sprecher länger wirken, als sie tatsächlich sind. Versuchen Sie beim Vortragen deswegen die Pausen „auszuhalten" und zählen Sie während der Pausen langsam wie jeweils vorgegeben.

Body-Scan

Den folgenden Text möglichst frei, langsam und ruhig vortragen. Die angegebenen Zahlen in den Klammern stehen für Pausen. Sie sollten eingehalten werden, indem die GL stumm und langsam vor sich hinzählt. Wenn die TN in den längeren Pausen unruhig werden, können diese auch verkürzt werden.

„Nehmen Sie eine entspannte Körperhaltung ein. (3) Wenn Sie mögen, können Sie die Augen schließen. Falls Ihnen das unangenehm ist, können Sie auch einen Punkt vor sich fixieren. (2)

Achten Sie zunächst auf Ihre Atmung (5). Beobachten Sie Ihre natürliche Atmung und die Bewegungen in Ihrem Bauch und Brustkorb beim Ein- und Ausatmen (5).
Wir werden nun mit unserer Aufmerksamkeit einmal durch den gesamten Körper wandern und spüren wie er sich anfühlt. Wir beginnen bei den Füßen. Wandern Sie mit Ihrer Aufmerksamkeit zu den Füßen (10), dann langsam weiter
zu den Unterschenkeln (10), den Knien (10), den 0berschenkeln (10). Spüren Sie, wie das Gesäß den Stuhl oder Boden berührt (10).
Gehen Sie mit Ihrer Aufmerksamkeit weiter zu Ihrem Bauch (10), dem Rücken (10), den Schulterblättern (10). Spüren Sie in die Arme hinein bis in die Fingerspitzen (10).

Gehen Sie dann mit Ihrer Aufmerksamkeit zum Nacken und zum Kopf (10). Bewegen Sie den Kopf in ganz kleinen Bewegungen, sodass sich alle Spannung im Nacken und Hals auflöst (10).

Nehmen Sie nun den gesamten Körper wahr (10). Achten Sie erneut auf Ihre Atmung (5). Spüren Sie wie sich der Brustkorb, die Rippen, der Bauch bewegen (5).
Beobachten Sie das gleichmäßige Ein und Aus des Atems (5). Genießen Sie das angenehme Gefühl, bei jedem Ausatmen immer tiefer zu entspannen (10).

Wir beenden die Übung nun langsam. Nehmen Sie drei tiefe Atemzüge, bewegen Sie Arme und Beine, recken und strecken Sie sich. Wenn Sie soweit sind, öffnen Sie die Augen. Die Reise durch den Körper ist beendet."

Wenn alle TN die Übung beendet haben, kann die GL einen Erfahrungsaustausch anregen:

- „Wie haben Sie die Übung erlebt?“
- „Hat sich etwas durch die Übung verändert?“
- Wenn die TN bereits andere Entspannungsübungen kennen: „Wie ist die Übung im Vergleich zu den anderen für Sie?“

Quelle: angelehnt an Robben (2017)

Body-Scan | 10.4

Allgemeine Hinweise

- Setzen oder legen Sie sich als Vorbereitung für die Übung bequem hin.
- Die Übung soll angenehm für Sie sein. Sollte Ihnen irgendetwas unangenehm sein, können Sie die Übung jederzeit unterbrechen oder Ihre Position verändern.
- Wenn möglich, schließen Sie während der Übung die Augen oder fixieren Sie einen Punkt vor sich auf dem Boden.

Die Durchführung

Während der Übung durchwandern Sie mit Ihrem inneren Auge Ihren gesamten Körper. Sie lenken Ihre Aufmerksamkeit nacheinander auf verschiedene Körperregionen und spüren, wie sich diese anfühlen. Gehen Sie nacheinander die unten beschriebenen Körperteile durch und verweilen Sie bei jedem kurz.

1. Füße
2. Unterschenkel
3. Knie
4. Oberschenkel
5. Bauch
6. Rücken
7. Schulterblätter
8. Ober- und Unterarme
9. Hände und Finger
10. Nacken und Kopf

Bewegen Sie den Kopf in ganz kleinen Bewegungen, sodass sich alle Spannung im Nacken und Hals auflöst. Nehmen Sie danach Ihren ganzen Körper wahr. Achten Sie am Ende noch einmal auf ihre Atmung. Spüren Sie, wie sich der Brustkorb, die Rippen, der Bauch bewegen. Lassen Sie Ihren Atem ruhig fließen und beobachten Sie das gleichmäßige Ein und Aus des Atems. Genießen Sie das angenehme Gefühl, bei jedem Ausatmen immer tiefer zu entspannen. Beenden Sie die Übung, indem Sie drei tiefe Atemzüge nehmen, sich recken und strecken und langsam die Augen öffnen.

10.5 Blitzlicht

Ziele

Das Blitzlicht dient der Reflexion der Sitzung und Ermittlung der TN-Zufriedenheit. Ein positives Ende der Intervention sollte gelingen.

 10 Min

Material

- ggfs. Stein und Blume

Ablauf

Die GL bittet um **Rückmeldungen** zur heutigen Sitzung und macht sich ggf. Notizen zu Verbesserungsvorschlägen und Wünschen der TN.
„Wie hat Ihnen die heutige Sitzung gefallen? Ich bitte jeden von Ihnen kurz zu sagen, wie Sie die heutige Sitzung erlebt haben, ob Sie insgesamt eher zufrieden oder unzufrieden damit sind, was Ihnen gefallen hat und was nicht.“

Variante

Die GL lässt nacheinander einen Stein und eine Blume rumgehen. Beim Stein bekommen TN die Impulsfrage „Was liegt mir schwer im Magen, wenn ich an die heutige Stunde denke?“ gestellt, bei der Blume „Was hat mir heute gut gefallen?“

Hinweis

Die GL sollte Kritik annehmen („Danke für den Hinweis“) und nicht versuchen sich zu rechtfertigen.

Rückmeldungen der VIKTOR Partnerstellen

Je nach Redebedarf kann es dazu kommen, dass die zeitliche Einteilung nicht ausreicht. Achten Sie hierbei auf den grünen Kasten der Priorisierung zu Beginn der Sitzung oder weisen Sie auf den freien Austausch vor und nach den Sitzungen oder auf die Möglichkeit eines Einzelgesprächs hin.

Fazit und Ausblick

Zum Abschluss können wir eine positive Bilanz zum VIKTOR Handbuch und der darin enthaltenen Intervention ziehen, was durch das deutlich positive Feedback unserer Kooperationspartnerstellen sowie der Teilnehmenden bezüglich der Intervention und der Handbuchnutzung bestärkt wurde. Das Handbuch wurde als didaktisch gelungen und thematisch sinnvoll wahrgenommen. Die Arbeit in den Gruppen wurde als äußerst bereichernd erlebt und führte zu einer vertrauten und stabilen Gruppenatmosphäre. Viele Teilnehmer erreichten im Rahmen der Intervention eine Konsumreduktion oder sogar die Abstinenz, zudem sank die subjektive Einsamkeit. Freundschaften wurden geschlossen und Anschlussbehandlungen wurden aufgesucht. Während es von den Teilnehmern keine nennenswerte Kritik gab, wurden von den Kooperationspartnern dennoch folgende Punkte als herausfordernd angemerkt: Ein wichtiger Punkt war nahezu einstimmig die Häufung der Inhalte innerhalb einer Sitzung und folglich das daraus resultierende erschwerte Zeitmanagement; so sei oft nicht ausreichend Zeit zur Verfügung gewesen, um wirklich alle Übungen vollends durchzuführen. Gruppenleiter haben folglich abwägen müssen, welche Übungen ausgelassen werden müssen um zum Beispiel auch wichtige Diskussionen der Teilnehmer nicht zu unterbrechen. Hierauf wurde mit einer Priorisierung der Inhalte reagiert, sodass im aktuellen Handbuch zu Beginn jeder Sitzung ein Kasten mit vorzuziehenden Übungen zu finden ist, der der Gruppenleitung hierbei eine Hilfestellung bieten soll. Wir vertrauen hierbei zudem auf die Expertise der Gruppenleitung, die die Sitzungsgestaltung in Hinblick auf die Fähigkeiten der Teilnehmer am besten einschätzen kann. VIKTOR bietet sich dafür an, das Gruppenkonzept flexibel und individuell anzupassen. Ebenfalls wurde angemerkt, dass insbesondere Teilnehmer mit einem hohen kognitiven Strukturniveau von diesem Programm profitieren während Teilnehmer, die geringere kognitive Kapazitäten oder schwerere Krankheitsverläufe aufweisen, den Anschluss verlieren könnten. Auch hier kann die flexible Anpassung VIKTORs von Vorteil sein. So kann VIKTOR auch als längerfristige Intervention angeboten werden, also mehr als 10 Sitzungen einnehmen, sollte eine Gruppe mehr Zeit brauchen. Sollten die räumlichen und personellen Voraussetzungen es also erlauben, könnte VIKTOR somit auch Teilnehmern nahegebracht werden, die von mehr Zeit und Raum für die Auseinandersetzung mit den Themen profitieren würden.

Zukunft und Nachhaltigkeit von VIKTOR

Mit dem Abschluss des Projekts VIKTOR freuen wir uns, das Handbuch zu präsentieren, das Sie nun in den Händen halten. Wir hoffen, dass Sie das Arbeiten mit dem Handbuch sowie mit der Betroffenengruppe durch den VIKTOR- Ansatz genießen und neue Einsichten und Erfahrungen sammeln. Mit der alters- sowie geschlechtsausgerichteten Intervention trägt VIKTOR dazu bei, die Dunkelziffer kleiner werden zu lassen, indem Betroffenen die Auseinandersetzung mit sich selbst erleichtert werden soll. Die Betroffenengruppe der älteren, einsamen und konsumierenden Menschen wächst weiterhin und zu wenige finden den Weg ins Hilfesystem. Darum bietet dieses Handbuch sowie dessen Verbreitung eine Chance auf weitere Behandlungsansätze und Folgeprojekte. Die Nutzung des Handbuchs wurde so leicht wie möglich gemacht. Sollte dennoch der Wunsch nach mehr Information und Auseinandersetzung mit dem Thema Alter und Sucht bestehen, bietet das VIKTOR Team auch nach Projektende die Möglichkeit an einer VIKTOR Schulung teilzunehmen. Diese kann über die Website der Katholischen Hochschule NRW gefunden werden. Neben einer Publikation über den Projekthintergrund in der Zeitschrift „Suchttherapie“ (Klein, M., Kemper, N., Lich, K., Winter-Wilms, F., 2021) und der Ausarbeitung des Handbuchs bemühte sich das Projektteam im Projektrahmen um die Verbreitung von VIKTOR im Rahmen des Fachpublikums. VIKTOR wurde daher auf dem Deutschen Suchtkongress 2022 in München sowie der BDK-Sucht-Jahrestagung 2023 in Dortmund vorgestellt. Auch die Kooperationsstellen tragen dazu bei, dass VIKTOR in originaler oder angepasster Form weiter genutzt und verbreitet wird. Durch die Vernetzung zwischen den Kooperationsstellen in NRW, die durch das Projekt ermöglicht wurde sowie die jeweiligen Hilfsnetzwerke vor Ort wird auf eine breite Dissemination der Intervention und der Zielgruppenspezifischen Herangehensweise gehofft.

Das Team VIKTOR hofft auf eine weite Verbreitung von VIKTOR und dadurch eine bestmögliche Behandlungsstruktur der Betroffenengruppe in der Zukunft. Wir wünschen Ihnen viel Spaß und gute Erfahrungen bei der Anwendung des VIKTOR-Programms.

Anhang

A0 Protokollbogen für Entspannungsübungen

Datum	Durchgeführte Übung	Entspannung vorher	Entspannung nachher
		von 0 (sehr angespannt) bis 10 (völlig entspannt)	

Literaturverzeichnis

Blow, F. C. & Barry, K. (2000). Older Patients with At-Risk and Problem Drinking Patterns: New Developments in Brief Interventions. *J Geriatr Psychiatry Neurol.* 13(3), 115–123.

Bode, M. & Haupt, M. (1998). Alkoholismus im Alter: Ein Überblick über Diagnostik. Therapie und psychische Folgeschäden. *Fortschr. Neurol. Psychiat.*, *19*, 450–458.

Choi, N. G., DiNitto, D. M. & Marti, C. N. (2014). Treatment use, perceived need, and barriers to seeking treatment for substance abuse and mental health problems among older adults compared to younger adults. *Drug and alcohol dependence*, *145*, 113–120. https://doi.org/10.1016/j.drugalcdep.2014.10.004

Christie, M. M., Bamber, D., Powell, C., Arrindell, T. & Pant, A. (2013). Older adult problem drinkers: who presents for alcohol treatment? *Aging & mental health*, *17*(1), 24–32. https://doi.org/10.1080/13607863.2012.696577

Cummings, S. M., Bride, B. & Rawlins-Shaw, A. M. (2006). Alcohol Abuse Treatment for Older Adults. *Journal of Evidence-Based Social Work*, *3*(1), 79–99. https://doi.org/10.1300/J394v03n01_05

DiBartolo, M. C. & Jarosinski, J. M. (2017). Alcohol Use Disorder in Older Adults: Challenges in Assessment and Treatment. *Issues in mental health nursing*, *38*(1), 25–32. https://doi.org/10.1080/01612840.2016.1257076

Kaluza, G. (2018). *Stressbewältigung: Trainingsmanual zur psychologischen Gesundheitsförderung* (4. Aufl.). Springer.

Klein, M., Kölligan, V., Dauter, S., Zorn, K. & Keller, K. (2020). *Mittendrin im Alter statt allein (MIASA): Ein Gruppenprogramm zur Einsamkeitsreduktion und Förderung der sozialen Teilhabe älterer Menschen.* Hogrefe Verlag GmbH + Company. https://books.google.de/books?id=t_9_xgEACAAJ

Klein, M., Kemper, N., Lich, K., Winter-Wilms, F. (2021). Ältere, einsame Männer mit Alkoholabhängigkeit: Systematische Literaturrecherche zum aktuellen Stand der alters- und geschlechtsspezifischen Interventionen. *Suchttherapie* 22(02), 75–85. https://doi.org/10.1055/a-1419-9514

Klippert, H. (Hrsg.). (2002). *Methoden-Training. Übungsbausteine für den Unterricht, Basel* (13. Aufl.). Beltz.

Kuerbis, A [A.], Sacco, P [P.], Blazer, D. G. & Moore, A. A. (2014). Substance abuse among older adults. *Clinics in geriatric medicine*, *30*(3), 629–654. https://doi.org/10.1016/j.cger.2014.04.008

Lange, C., Manz, K. & Kuntz, B. (2017). Alkoholkonsum bei Erwachsenen in Deutschland: Riskante Trinkmengen. *Journal of Health Monitoring*(2).

León-Muñoz, L. M., Galán, I., Donado-Campos, J., Sánchez-Alonso, F., López-García, E., Valencia-Martín, J. L., Guallar-Castillón, P. & Rodríguez-Artalejo, F. (2015). Patterns of alcohol consumption in the older population of Spain, 2008-2010. *Journal of the Academy of Nutrition and Dietetics*, *115*(2), 213–224. https://doi.org/10.1016/j.jand.2014.08.017

Lieb, B., Rosien, M., Bonnet, U. & Scherbaum, N. (2008). Alkoholbezogene Störungen im Alter--Aktueller Stand zu Diagnostik und Therapie [Unhealthy alcohol use in the elderly--current screening and treatment strategies]. *Fortschritte der Neurologie-Psychiatrie*, *76*(2), 75–85. https://doi.org/10.1055/s-2007-993041

Maerker, A. & Krampen, G. (Hrsg.). (2018). *Entspannungsverfahren.: In Margraf, J., & Schneider S. (Hrsg.), Lehrbuch der Verhaltenstherapie, Band 1 (S. 395-401; 4. überarb. Aufl.).* Springer.

Marlatt, G. A. & Gordon, J. R. (Hrsg.). (1985). *Relapse Prevention: Maintenance strategies in the treatment of addictive behaviors.* Guilford Press.

Menninger, J. A. (2002). Assessment and treatment of alcoholism and substance-related disorders in the elderly. *Bulletin of the Menninger Clinic*(Vol. 66, No. 2).

Oslin, D. W. & Zanjani, F. (2016). Treatment of Unhealthy Alcohol Use in Older Adults. In A. Kuerbis, A. Moore, P. Sacco & F. Zanjani (Hrsg.), *Alcohol and Aging* (Bd. 74, S. 181–199). Springer International Publishing. https://doi.org/10.1007/978-3-319-47233-1_12

Patterson, T. L. & Jeste, D. V. (1999). The potential impact of the baby-boom generation on substance abuse among elderly persons. *Psychiatric services (Washington, D.C.), 50*(9), 1184–1188. https://doi.org/10.1176/ps.50.9.1184

Ross, S. (2005). Alcohol Use Disorders in the Elderly. *Primary Psychiatry*(12(1), 32–40.

Schwarzkopf, L., Künzel, J., Murawski, M. & Specht, S. (2021). SUCHTHILFE IN DEUTSCHLAND 2020.

Stankov, I., Yang, Y., Langellier, B. A., Purtle, J., Nelson, K. L. & Diez Roux, A. V. (2019). Depression and alcohol misuse among older adults: exploring mechanisms and policy impacts using agent-based modelling. *Social psychiatry and psychiatric epidemiology, 54*(10), 1243–1253. https://doi.org/10.1007/s00127-019-01701-1

Stöver, H., V., A. Bockholdt, P. Schulte-Derne & F. (2017). *Männlichkeiten und Sucht: Handbuch für die Praxis.* Druck und Verlag Kettler GmbH, Bönen.

Strauss, B., Burlingame, G. M. & Bormann, B. (2008). Using the CORE Battery-R in Group Psychotherapy. *Journal of Clinical Psychology*(64(11), 1225–1237. https://doi.org/10.1002/jclp.20535

Weyerer, S. & Schäufele, M. (2017). Epidemiologie des Alkoholkonsums und alkoholbezogener Störungen im höheren Alter. *SUCHT, 63*(2), 69–80. https://doi.org/10.1024/0939-5911/a000473

Helmut Brenner

Progressives Entspannungstraining

Praxis der Tiefmuskelentspannung

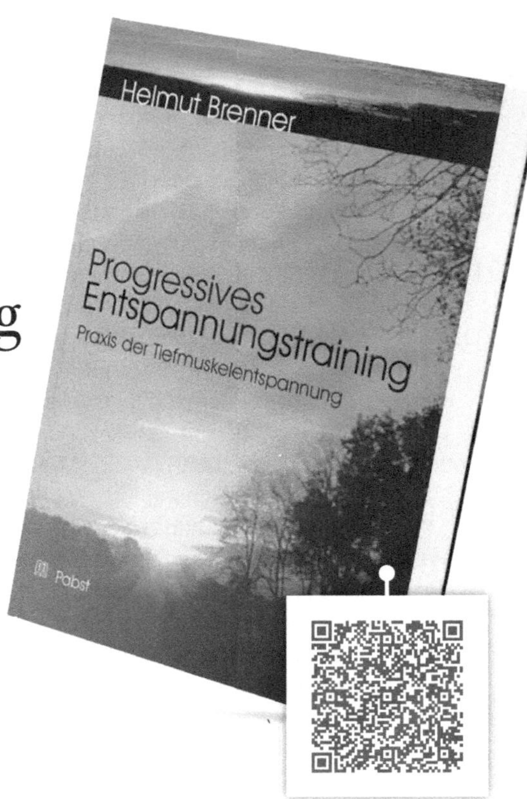

Körperliche Verspannungen sind immer auch ein Hinweis auf geistig-seelische Verkrampfungen, z.B. Problemdruck oder Denkblockaden. Entspannung setzt deshalb beim Körper an: Dieses Progressive Entspannungstraining, auch Tiefenmuskel-Entspannungstraining (TE) genannt, arbeitet mit Muskelanspannung und Muskelentspannung, also mit dem grundlegenden Lebensprinzip von Spannung und Entspannung.

Muskelspannungen werden systematisch gelockert, und in der Folge entspannen auch die Blutgefäße und die Nerven. Die Lösung führt zu einem umfassenden Gefühl der Entspannung und des Sich-Wohl-Fühlens. Auch Ängste, bedrückende Vorstellungen oder bedrängende Gedanken können durch die Auflösung der Gefühls- und Muskelverspannungen leichter abgebaut werden.

Im Vergleich zu anderen Entspannungsverfahren ist das hier vorgestellte Entspannungstraining sehr rasch und leicht erlernbar und fast jederzeit und überall durchführbar. Es gliedert sich in je ein Programm für Anfänger und Fortgeschrittene. Anregungen, wie Sie die Entspannungsübungen mit Musik kombinieren können, sowie ein Programm zum systematischen Angstabbau runden das Ganze ab.

164 Seiten
ISBN 978-3-936142-61-7 **15,00 €**
Preis inkl. MwSt.